临床常见病
护理操作技术

LINCHUANG CHANGJIANBING HULI CAOZUO JISHU

主编 吴小霞 伍美容 汪明明 汪志红

U0324814

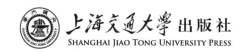

上海交通大学出版社

SHANGHAI JIAO TONG UNIVERSITY PRESS

内容提要

本书首先简单讲述了护理学的理论知识及护理管理的部分内容，然后具体介绍了临床部分科室常见疾病的护理，并对每种疾病的病因、病理、临床表现、辅助检查、诊断等进行了简要叙述，适合广大临床护理工作者和医学院校护理专业学生阅读使用。

图书在版编目（CIP）数据

临床常见病护理操作技术 / 吴小霞等主编. --上海 ：上海交通大学出版社，2023.12
ISBN 978-7-313-29357-2

Ⅰ．①临… Ⅱ．①吴… Ⅲ．①常见病－护理学 Ⅳ．①R47

中国国家版本馆CIP数据核字（2023）第169943号

临床常见病护理操作技术
LINCHUANG CHANGJIANBING HULI CAOZUO JISHU

主　　编：吴小霞　伍美容　汪明明　汪志红
出版发行：上海交通大学出版社
邮政编码：200030
印　　制：广东虎彩云印刷有限公司
开　　本：710mm×1000mm　1/16
字　　数：218千字
版　　次：2023年12月第1版
书　　号：ISBN 978-7-313-29357-2
定　　价：198.00元

地　　址：上海市番禺路951号
电　　话：021-64071208
经　　销：全国新华书店
印　　张：12.5
插　　页：2
印　　次：2023年12月第1次印刷

编委会

◇ **主　编**

吴小霞　伍美容　汪明明　汪志红

◇ **副主编**

朱安定　陶倩倩　韩微微　张秋艳

◇ **编　委**（按姓氏笔画排序）

吕　娟（山东省泰安八十八医院）

朱安定（中南大学湘雅三医院）

伍美容（中南大学湘雅三医院）

吴小霞（中南大学湘雅三医院）

汪志红（中南大学湘雅二医院）

汪明明（中南大学湘雅二医院）

张秋艳（山东省菏泽市巨野县大谢集镇中心卫生院）

陶倩倩（新疆医科大学第二附属医院）

韩微微（山东省单县海吉亚医院）

前言

FOREWORD

随着医疗水平的不断进步,"大健康"的概念日益深入人心,这就要求我国护理事业跟随群众需求而不断优化、改革,以满足社会发展的需求。再加上医学学科的逐渐细分,治疗手段和方式的多元化发展,使得医学对普通群众的知识门槛越来越高,他们需要更加专业的护理指导。只有与时俱进的发展专科护理,真正成为患者健康的全程管理者,才能更好地体现护理应有的价值,也才能获取社会对护理这一职业真正的尊重。

现代医疗体系的深化改革对护理角色的拓展也提出了更高更广的要求,"互联网＋护理服务"等新型护理服务模式不断创新,护理服务由机构内延伸至社区和家庭,护理人员承担着为群众提供专业照顾、健康管理、心理护理、康复促进和安宁疗护等全方位护理服务的重任。在这种形势下,显然传统的护理知识与技术的临床应用已不能满足现代临床护理的需求。为此,我们特组织了一批长期工作在临床一线的护理人员,参考大量文献资料编写了这本《临床常见病护理操作技术》。

本书落笔于基础,先简单讲述了护理学的理论知识,如护理学的发展、基本概念等,以及护理管理的部分内容;然后结合临床,不仅具体介绍了临床部分科室常见疾病的护理内容,还对每种疾病的病因、病理、临床表现、辅助检查、诊断等进行了简要叙述,内容丰富又不长篇累牍,注重对护理人员专科基础知识和技术的培养。本书将编者的临床实践经验与护理学的新技术进行了有机结合,兼顾科学性、指导性和实用性,对推进临床专科护理工作、指导护理教学有一定的积极作用,适合广大临床护理工作者和医学院校护理专业学生阅读使用。

由于现代护理学发展迅速,且本书由多人执笔,编者编撰能力和水平参差不齐,加之时间仓促、篇幅有限,虽已经反复校对、多次修改,但难免会存在疏漏之处,敬请广大读者批评指正,以期再版修订时进一步完善。

《临床常见病护理操作技术》编委会

2023 年 2 月

目 录
CONTENTS

第一章 绪 论

第一节 护理学的发展

一、护理学的形成和发展

护理学是一门集科学、艺术于一身，并以自然科学、行为科学和社会科学为基础的学科。它是一种独立性、自主性和自律性很强的职业。护士最基本的责任是促进人类达到最高的健康水平。

护理学发展的历史可以追溯到原始人类，在生、老、病、死这些人类的永恒主题面前，任何人都离不开对身体及心灵的照顾与慰藉，这便是最初始的护理活动。

护理学的发展与人类社会的发展和人类的文明进步息息相关。

(一)人类早期的护理

在原始社会，人类为谋求自身生存，在自然环境中积累了丰富的生活和生产经验，同时也学会了"自我保护"式的医疗照顾。如火的使用使人类结束了茹毛饮血的生活，减少了胃肠道疾病，人们开始认识到饮食与胃肠道疾病的关系。进入氏族社会，在以家族为中心的部落中，逐渐形成了"家庭式"的医护照顾模式，女性凭天赋之本能，借世代相传之经验，自然地担负起照顾老幼及伤病者的工作，由此为护理专业中女性居多的基本形态奠定基础。

在原始社会，由于人类缺乏对自然界的认识和理解，包括对健康与疾病等许多问题的认识长期与迷信活动联系在一起，他们把疾病看作是一种由鬼神所操纵的灾难，把祛除疾病、恢复健康寄希望于巫师的祈祷、画符等驱除鬼怪手段上。

1

随着人类文明的进步和对自然界的进一步深入了解,开始出现集医、药、护于一身的"医者",在一些文明古国的历史中,就有关于催眠术、止血、预防疾病、公共卫生等医护活动的记载。

(二)公元初期的护理

公元初期,基督教兴起,在基督教教义等思想的影响下,教徒们建立了医病、济贫等慈善机构,由修女承担护理工作。她们虽然没有接受过正规的护理训练,但能以宗教的"博爱""济世"为宗旨为患者服务,因此颇受社会大众的好评。此期可以看作是护理职业形成的最初阶段,它充满了浓厚的宗教色彩。

(三)中世纪时期的护理

中世纪的欧洲,宗教发展,战争频繁,疾病流行,对医院和护理人员的需求大量增加。护理逐渐由"家庭式"迈进"社会化和组织化服务"行列。护理工作仍多由修女承担,但因缺乏专业训练,加上护理设备严重不足,所以护理工作整体上进步不大。早期文明就有护士从事助产的记载,到了中世纪,助产护士进一步被社会认识和接受。

(四)文艺复兴时期的护理

始于 14 世纪的欧洲文艺复兴运动,使文学、艺术和包括医学在内的科学技术得到迅速发展,人们对疾病的认识也逐渐摆脱迷信,医学开始朝着科学化的方向发展。然而由于宗教改革、教派纷争等一系列社会变革和重男轻女思想的影响,教会医院大量减少,出现了一些公立和私立医院。许多神职人员不再从事护理工作,新招聘的护理人员多为谋生而来,她们既无经验又未经专业训练,导致护理质量大大下降,使护理历程陷入长达 200 年的停滞时期。

二、南丁格尔对现代护理学的贡献

19 世纪,随着社会、科学技术和医学的发展与进步,护理工作的地位有所提高。欧洲各地相继开设了一些护士训练班。1836 年,德国牧师傅立德在凯撒斯韦特成立女执事训练班,招收年满 18 岁、身体健康、品德优良的妇女,并对她们进行护理培训,这可看作是世界上第一个较为正规的护士训练班。但现代护理学的发展主要是从南丁格尔时代开始的。

(一)南丁格尔生平

弗罗伦斯·南丁格尔,1820 年生于其父母旅行之地——意大利佛罗伦萨。她出身于英国中产阶级家庭,受过高等教育,精通英、法、德、意等国语言,并擅长数理统计,具有较高的文化水平和个人修养。南丁格尔在从事慈善活动中,对护理工作产生了浓厚的兴趣,并深切体会到护理工作需要有知识、有文化和训练有素的人来担任。1850年她说服父母,力排众议,慕名前往当时最好的护士培训基地——德国的凯撒斯韦特参加护理训练班的学习,并对英、法、德、意等国的护理工作进行了考察,1853年在慈善委员会的帮助下,南丁格尔在英国成立了看护所,从此开始了她的护理工作生涯。

1854年3月,克里米亚战争爆发,英国与法国共同派兵参加战争,以对付沙皇俄国对土耳其的入侵。当时由于战地救护及医疗条件十分简陋,致使在战场上负伤的英军士兵死亡率高达50%,这引起了英国民众的强烈不满。南丁格尔得知此事后,立即致函英国陆军大臣,自愿要求率护士奔赴前线。1854年10月,南丁格尔被任命为"驻土耳其英国总医院妇女护士团团长",率领38名护士抵达战地医院,并力排医院工作人员的非难和抵制,开始为英国军队的伤病员服务。南丁格尔率领众护士,改善医院及病房环境,调剂伤员膳食营养,建立图书阅览室和游艺室,畅通士兵与亲人信息沟通渠道,兼顾伤病员身心两方面需求。她常在深夜手持油灯巡视病房,亲自安抚身受重伤及生命垂危的士兵,其积极热忱的服务精神赢得医护人员的信任和尊敬,士兵们亲切地称她为"提灯女神""克里米亚天使"。在南丁格尔和全体护理人员的努力下,英军前线伤员的病死率在半年内降至2.2%,其卓越的工作成效得到前线及本国民众的高度赞誉,同时也改变了人们对护理工作的偏见。

1856年克里米亚战争结束,南丁格尔回到英国,受到全国人民的热烈欢迎,为表彰其功绩和支持其工作,英国民众募款建立了南丁格尔基金。南丁格尔以"燃烧自己,照亮别人"为精神信条,献身护理事业,终身未嫁。1910年8月13日辞世,享年90岁。

(二)南丁格尔对护理事业发展的主要贡献

1.为现代护理教育奠定了基础

克里米亚战场的实践,使南丁格尔愈加深信护理是一种科学事业,必须是接受过正规而严格训练的人才能胜任护士。1860年南丁格尔在英国伦敦圣托马斯医院内创办了世界上第一所护士学校——南丁格尔护士训练学校,使护理由学徒式的教导成为正式的学校教育,为现代护理教育奠定了基础。从此世界各地一一效仿,纷纷成立南丁格尔式的护士学校,尝试建立新型的护理教育体制,推行护理改革,使护理工作有了崭新的面貌。

2.为护理的科学化发展提供了理论与实践的基础

在南丁格尔思想影响下,护理工作逐渐摆脱了教会的控制而向独立的职业方向发展。南丁格尔一生中写了大量的笔记、书信、报告和论著,其代表作有《医院札记》和《护理札记》。在这些作品中,南丁格尔阐述了自己的护理思想,强调护理是一门具有组织性、务实性和科学性的艺术,指出了管理在护理工作中的重要性,制定了一整套护理制度,创立了新型的护理教育办学模式、课程设置模式及组织管理模式,提出了改进医院建筑和管理方面的意见,完善和发展了自己独特的护理环境学说,并首创了近代公共卫生和地区家庭护理形式。

19世纪中叶,南丁格尔以她睿智的思想、渊博的知识和高尚的人格投身护理工作,开创了科学的护理事业,国际上称这一时期为"南丁格尔时代",这是护理工作的转折点,同时也是护理工作专业化的开始。为了纪念她,国际护士会成立了南丁格尔国际基金会,以资助各国优秀护士进修学习,并把每年5月12日——南丁格尔的诞辰日定为国际护士节;国际红十字会设立了南丁格尔奖章,作为各国优秀护士的最高荣誉,每两年颁发一次。

与南丁格尔创建的护理学相比,现代护理学在护理目的、服务对象、知识结构、护士角色及功能等方面都发生了很大的变化,但是南丁格尔的护理思想与护理实践对现在仍具有深刻的影响和重要的指导意义。

(三)现代护理学的发展

1.现代护理学的发展阶段

自南丁格尔创建护理专业以来,护理学科不断发展变化。从护理学的理论与实践研究来看,护理学的发展变化可概括地分为3个阶段。

(1)以疾病为中心的护理阶段:现代护理学发展初期。医学学科逐渐摆脱了宗教和神学的影响,开始步入科学的轨道。在解释健康与疾病的关系上,人们认为疾病是由于细菌和外伤引起的机体结构改变和功能异常,因此一切医疗行为均围绕着疾病进行,以消除病灶为基本目标,形成了"以疾病为中心"的医学指导思想,协助医师诊断和治疗疾病也由此成为这一时期指导护理工作的基本观点。

此期护理工作的主要特点是护理已成为一个专门的职业,护士从业前须经过专门的训练;护理工作的主要内容是执行医嘱和完成各项护理技术操作;形成了较规范的疾病护理常规和护理技术操作常规。

以疾病为中心的护理阶段是现代护理学发展初期的必然产物,为护理学的进一步发展奠定了基础,但是其致命弱点是忽视人的整体性,而仅以协助医师消除患者身体局部病灶为护理目标,其结果是将护士单纯地定位为医师的助手,从而束缚了护理专业的发展。

（2）以患者为中心的护理阶段：随着人类社会的进步和发展，人们对人类健康与心理、精神、社会环境之间的关系有了更进一步的认识，1948年世界卫生组织（WHO）提出了新的健康观，指出"健康，不仅是没有疾病和身体缺陷，还要有完整的生理、心理状态和良好的社会适应能力"。1977年美国医学家恩格尔又提出了"生物-心理-社会医学模式"，这些理论观点都强调了人是一个整体的思想，它促使护理工作开始了从"以疾病为中心"到"以患者为中心"的根本性变革。

此期护理工作的主要特点是：护理由职业化向专业化方向转变，护士不再是单纯被动地执行医嘱和完成护理技术操作，而是应用科学的方法——护理程序，对患者实施生理、心理、社会等全方位的连续而系统的整体护理；护理学逐步形成了自己的理论知识体系。

以患者为中心的护理增加了护理内容，改革了护理方法，但护理的范畴仍局限于患者的康复，护理工作的场所仍局限于医院之内。

（3）以健康为中心的护理阶段：随着人们物质生活水平的提高和科学技术的发展，过去威胁人类健康的传染病已经得到很好的控制，而心脑血管病、恶性肿瘤、意外伤害等与人的行为和生活方式相关的疾病成为威胁人类健康的主要问题。满足人类日益增长的健康需求，引导民众追求健康的生活方式成为医务工作者的重要任务。1977年世界卫生组织提出了"2000年人人享有卫生保健"的战略目标，这一目标为拓展护理专业的功能，促进护理事业的发展起到了极大的推动作用，也使"以健康为中心的护理"成为护理历史发展的必然结果。

此期护理工作的主要特点是：护理学成为现代科学体系中一门综合自然科学和社会科学知识的、独立的、为人类健康服务的应用科学；护理的任务已超出原有的对患者的护理，扩展到从健康到疾病的全过程护理和从个体到群体的护理；护理的工作场所也从医院扩展到社会和家庭；护士成为向社会提供初级卫生保健的最主要力量。

2.现代护理学的发展现状

在世界范围内，现代护理学正迅猛发展，但由于受经济发展、文化、教育、宗教及妇女地位等多种因素的影响，世界各地护理专业的发展处于不平衡状态。基本发展状况如下。

（1）临床护理向专科化发展：科学技术的发展导致医疗护理产品和技术的不断更新及医院的数量和规模的不断扩展，医学分科也越来越细，一些具有较高学历的护理人员,通过对专科理论知识的系统学习,并在实践中积累经验,具备了独立解决专科护理工作难题的能力,成为具有较高专科水平的专科护理专家。某些发达国家还出现了能够自己开业进行护理工作的开业者。

(2)多层次的护理教育:随着护理学科的发展,对护理教育的层次和质量也提出了新的要求,目前已经基本形成了中专、专科、本科、学士学位、硕士学位、博士学位等多层次教育格局以及多渠道培养护理人才的护理教育体系。

(3)建立专业学术团体:国际护士会是国际护士的群众团体,于1899年在英国伦敦成立,现会址在日内瓦。国际护士会的任务主要是协助各国护士发展全国性的护理组织;提高护理教育水平,培养合格的护士;充当各国护士的代言人;改善护士的福利状况及社会地位。目前国际护士会有会员国111个,会员140多万人。

(4)建立执业注册制度:各国相继建立了护士执业注册制度,以保证进入护理队伍的人员达到合格的标准,提高护理质量,并通过执业注册制度保证护士的终身教育。

三、我国护理事业的发展

我国护理有着悠久的历史,但在几千年漫长的历程中,一直呈现医、药、护不分的状态。祖国医学强调"三分治,七分养",其中的"养"即指护理。但护理作为一门专业,却是随着鸦片战争,西方医学进入中国之后才开始的。

(一)我国近代护理的发展

1835年美国传教士P.Parker在广州开设了第一所西医医院,两年后这所医院以短训班的形式开始培训护理人员。1888年美国护士E.Johnson在福州一所医院里开办了我国第一所护士学校。1900年以后,中国各大城市建立了许多教会医院,一些城市设立了护士学校,逐渐形成了我国的护理专业队伍。1909年,中国护理学术团体"中华护士会"(1936年更名为中华护士学会,1964年更名为中华护理学会)在江西牯岭成立,1922年加入国际护士会;1920年护士会创刊《护士季报》;1921年北京协和医院开办高等护理教育,学制4~5年,五年制毕业学生被授予理学学士学位;1934年教育部成立医学教育委员会,下设护理教育专门委员会,将护理教育定位为高级护士职业教育,招收高中毕业生,自此护理教育纳入国家正式教育体系。抗战期间,许多医护人员奔赴延安,在解放区设立医院,为革命战争的胜利贡献了力量。

(二)我国现代护理的发展

1.护理教育

1950年第一届全国卫生工作会议将护士教育列为中级专业教育系列,高等护理教育停止招生。1966－1976年,护士学校被迫停办,造成全国护理人员短缺,护理质量明显下降。

1979年,卫生部先后下达《关于加强护理工作的意见》和《关于加强护理教育工作的意见》,加大了发展护理事业的力度;全国各地先后恢复和新建护士学校,各医院建立健全了护理指挥系统;高等护理教育也逐步得到发展。1983年天津医学院首先开设了护理本科课程,1985年全国11所高等医学院校设立了护理本科教育;1992年北京率先开展护理学硕士研究生教育,并相继在全国产生了数个硕士学位授权点。目前我国已经形成中专、专科、本科、研究生4个层次并存的护理教育体系。

自20世纪80年代以来,许多地区开展了各种形式的护理成人教育,拓宽了护理人才的培养渠道,为在护理队伍中开展终身教育奠定了基础。目前我国护理学继续教育正朝着制度化、规范化、标准化方向发展。

2.护理学术与研究

1977年以来,中华护理学会和各地分会先后恢复活动,全国性和地方性有组织、有计划的学术交流研讨和业务培训相继展开;1954年创刊的《护理杂志》复刊(1981年更名为《中华护理杂志》)、《护士进修杂志》《实用护理杂志》等近20种护理期刊陆续创刊;护理教材、护理专著和护理科普读物越来越多,质量也越来越好;护理科研在护理工作中的作用日益突出。1993年中华护理学会设立了护理科技进步奖,每两年评奖一次。

1980年以来,国际学术交流日益增多,中华护理学会及各地护理学会经常举办国际学术研讨会,并与多个国家开展互访活动。通过国际交流与合作,开阔了眼界,活跃了学术气氛,增进和发展了我国护理界与世界各国护理界的了解和友谊,促进了我国护理学科的发展。

3.护理管理

为加强对护理工作的领导,卫生部医政司设立了护理处,负责统筹全国护理工作,制定有关政策法规。各省、市、自治区卫生厅(局)在医政处下设专职护理管理干部,负责协调管辖范围内的护理工作。各级医院健全了护理管理体制。1979年卫生部颁发了《卫生技术人员职称及晋升条例(试行)》,明确规定了护理专业人员的初级、中级和高级职称;1993年3月卫生部颁发了我国第一个关于护士执业和注册的部长令和《中华人民共和国护士管理办法》;1995 年 6 月首次举行全国范围的护士执业考试,考试合格并获执业证书者方可申请注册,护理管理工作开始走向法制化轨道。

4.护理专业水平

随着护理观念的转变和护理教育水平的提高,护理工作逐渐摆脱被动状态,开始应用护理程序为患者提供积极、主动的护理服务,以人为中心的整体护理正在成为护理工作的主流模式。护理工作的内容和范围不断扩大,专科护理、中西医结合护理、社区护理等得到迅速发展。

第二节　护理学的基本概念

护理(nursing)一词来自拉丁词语,意思是养育、保护、照料等,后来扩展为养育,保育,避免伤害,看护老人、患者和虚弱者。人们赋予护理学的定义是根据不同时期国家的体制以及社会需求而变化的。不同的护理理论家和护理组织团体对护理学所下的定义也不尽相同。护理概念的演变大致经历了以疾病护理、以患者护理、以人的健康护理为中心的 3 个历史阶段。这些理论上认识的进步,是在不断的护理实践和对护理学总体研究的基础上发展形成的。

一、以疾病护理为中心的阶段

以疾病为中心的阶段(1860 年至 20 世纪 50 年代),这一时期对疾病的认识十分有限,有关患病的原因只考虑到细菌或外伤因素,同时认为无病就是健康。在这种思想影响下,人们认为护理是依附于医疗的。因此,护士扮演着医嘱执行人的角色,把协助对疾病进行检查、诊断、治疗看成是护理工作的主要内容;把认真执行医疗计划、协助医师除去患者躯体上的"病灶"和修复脏器、组织功能作为护理工作的根本任务、目标和职责。

护理学的创始人南丁格尔 1859 年认为"护理是使患者置于能接受自然影响的最佳环境"。当时的护理主要是为了满足社会对急性病患者的需要。

二、以患者护理为中心的阶段

"二战"后,科学技术飞速发展,疾病与健康的概念发生了巨大变化,人们开始重视心理和社会环境因素对健康的影响。

1948 年 WHO 对人的健康阐述了新的定义:"健康不仅仅是没有躯体上的疾病和缺陷,还要有完整的心理和社会适应状态"。这一健康观念的更新,使护理内容、护理范畴得到充实和延伸,为护理学的研究开辟了新领域。1955 年,美国的莉迪亚·霍尔提出在护理工作中应用"护理程序"这一概念。程序是事物向一定目标进行的系列活动,护理程序则是以恢复或促进人的健康为目标,进行的一系列前后连贯、相互影响的护理活动。护理程序的提出,是第一次将系统的、科学的方法具体用于护理实践,使护理工作有了转折性的发展,随着高等教育的设立及一些护理理论相继问世,护理专业跨入了一个新的高度。

1966 年美国护理学家韩德森指出"护理的独特功能是协助个体(患病者或健康人)执行各项有利于健康或恢复健康(或安详死亡)的活动。当个人有足够的体力、意愿和知识时,他能独立执行这些活动,而无需他人的协助。护理的贡献在于协助个人早日不必依靠他人而能独立执行这些活动。"此定义阐明护理以所有人类为对象,护理的目标是使健康的人更加健康并免于疾病(有利于健康),患病的人得到早日康复并免于疾病恶化(恢复健康),濒死者得以安详走向人生旅程终点(安详死亡)。

三、以健康护理为中心的阶段

随着护理实践的发展、教育水平的提高、护理研究的开展以及护理理论的提出,护理已从附属于医疗的技术性职业转变为较独立的为人类健康服务的专业。"2000 年人人享有卫生保健"的目标成为护理专业发展的指导方向,护理是以整体人的健康为中心,服务范围扩展到健康和疾病的全过程,服务对象从个体到群体。

1970 年美国护理学家罗吉斯提出:"护理是一种人文方面的艺术和科学,它直接服务于整体的人。护理要适应、支持或改革人的生命过程,促进了个体适应内外环境,使人的生命潜能得到发挥。"

1973 年,国际护士学会提出:"护理是帮助健康的人或患病的人保持或恢复健康(或平静地死去)。"

1980 年,美国护士学会提出:"护理是诊断和处理人类对现存的和潜在的健康问题的反应。"其内容是护士对患者现存疾病的状态和潜在健康问题的评估,依据护理理论确定护理诊断,应用护理程序这一科学的护理方法为患者解决问题,并对效果进行评价。这一概念提出护理要作为医疗的合作伙伴,而不是仅执行医嘱,护理的发展不再是注重疾病,而是在重视疾病的基础上更加注重对人的整体护理,注重护理对人类健康的贡献。

第三节　护理人员的基本素质

一、概念

护理人员职业道德,一般指护理人员在履行自己职责的过程中调整个人与他人,个人与社会之间关系的行为准则和规范的总和。护理过程中,这些准则和规范又作为对护理人员及其行为进行善恶评价的一种标准。它同时影响着护理人员的心理和意识,以至形成护理人员独特的与职业相关的内心信念,构成个人思想品质和道德观念。因此,护理道德是护理人员在执行护理工作中对善恶进行评价的原则规范,心理意识和行为活动的总和。

二、护理道德的实质

珍惜生命,尊重人的尊严和权利是护士的天职,对不同民族、种族、信仰、肤色、年龄、性别、政治观点和社会地位的人都要平等对待。因此,护理从本质上说就是面对"社会人",尊重患者的生命和患者的权利,在具体工作中给个人、家庭、社会提供健康服务。因此,护理道德的实质也就是对一切人提供人道主义,想想患者所想、急患者所急,把患者摆在与自己完全平等的地位来看待,保持护理职业的荣誉感和责任心,兢兢业业,不卑不亢,为人类健康做出贡献。

三、护理道德的作用

护理道德是社会意识形态之一,它来源于人们的社会生活和护理实践,同时又反过来推动社会生活和护理实践。护理道德是一种相对独立的职业道德,是构成整个社会道德的重要组成部分。护理道德是护理人员在各种条件下尽其所能完成护理任务的重要保证,如临床上要求护理人员具有高度的道德责任感,在任何情况下坚持把患者和人民群众的利益放在第一位,用极端负责的精神全心全意地为患者和广大群众服务。此外,高尚的护理道德是推进护理科学发展的一个动力,在协调医、护、患三者关系中,护理道德有助于造就具有社会主义理想人格的护理人员。

四、护理道德的基本规范

道德规范又称道德标准。它是一定的社会向人们提出的应该遵循的行为准则,是人们道德行为和道德关系普遍规律的反映。护理道德规范是在长期的护理实践中不断地完善和发展起来的,是社会和护理道德基本要求的概括,是指导和评价护理人员的行为、调节护患关系的准则。它来源于医护实践,又服务和指导医护实践,并在实践中不断发展和完善,是护理道德发展的现实性和理想性的统一。

卫生部 1988 年 12 月颁发的《中华人民共和国医务人员医德规范及实施办法》的规定适用于全国各级各类医院、诊所的医务人员,包括医师、护士、医务人员。主要内容如下:①救死扶伤,实行社会主义的人道主义。时刻为患者着想,千方百计为患者解除病痛;②尊重患者的人格与权利,对待患者,不分民族、性别、职业、地位、财产状况,都应一视同仁;③文明礼貌服务,举止端庄,语言文明,态度和蔼,同情、关心和体贴患者;④廉洁奉公,自觉遵纪守法,不以医谋私;⑤为患者保守医密,实行保护性医疗,不泄露患者隐私与秘密;⑥互学互尊,团结协作,正确处理同行同事间的关系;⑦严谨求实,奋发进取,钻研医术,精益求精,不断更新知识,提高技术水平。

第四节 护理学的内容与范畴

一、护理的专业特征

护理和医疗同是医院工作的重要组成部分,护理学的专业特征如下。

(一)为人类和社会提供至关重要的有关康乐的服务

如护理其目的是提高人们的健康水平,而不完全着眼于报酬。

(二)具有独特的知识体系并通过科学研究不断扩展护理理论

护理学已经形成及发展,护理研究广泛开展,知识体系不断完善。

(三)实践者具有高等教育水平

高等护理教育已广泛开展,使护士在就业之前即具有专业所需知识,并达到一定专业标准。

(四)实践者具有自主性,并制订政策法规监督其专业活动

护理已有专门的政策、法规对护理实践活动进行监控,对护士进行管理。

(五)有伦理准则和道德规范指导实践者在专业中做决策

国际护士会(ICN)提出的护理伦理准则指出:"护士的职责是促进健康、预防疾病、恢复健康和缓解疼痛。护理需求是广泛的,护理中蕴含着尊重人的生命、尊严和权利,而且不论国籍、种族、血统、肤色、年龄、性别、政治或社会地位均获得同等的尊重。护士是为个人、家庭和社区提供健康服务,而且与其他有关专业人员共同合作完成其服务。"

(六)有专业组织或团体支持和保证实施高标准的实践活动

护理专业组织和护士团体不断扩展,在促进专业发展中起到极大的作用。

(七)实践者把本专业作为终生的事业

大部分护理工作者把促进护理学发展作为自己终身的目标,通过各种教育机会,提高学历,增加和更新专业知识。

二、护理学的任务和研究范围

(一)护理学的任务

随着护理学的发展,护理学的任务和目标发生了深刻变化。1978 年 WHO 指出:"护士作为护理的专业工作者,其唯一的任务就是帮助患者恢复健康,帮助健康的人促进健康。"WHO 护理专家会议提出了健康疾病 5 个阶段中应提供的健康护理。

1.健康维持阶段
帮助个体尽可能达到并维持最佳健康状态。

2.疾病易感阶段
保护个体,预防疾病的发生。

3.早期检查阶段
尽早识别处于疾病早期的个体,尽快诊断和治疗,避免和减轻痛苦。

4.临床疾病阶段
帮助处于疾病中的个体解除痛苦和战胜疾病。对于濒死者则给予必要的安慰和支持。

5.疾病恢复阶段
帮助个体从疾病中康复,减少残疾的发生或帮助残疾者使其部分器官的功能得以充分发挥作用,把残疾损害降到最低限度,达到应有的健康水平。

(二)护理学的研究范围

概括为以下几个方面。

1.护理学基础知识和技能

护理学基础知识和技能是各专科护理的基础,进一步研究相关理论在护理学中的应用,探讨护理概念和护理理论的发展以及护理程序和护理活动中的应用是护理工作者的任务。基础医学知识、基础护理措施的原理和方法以及基本的特殊护理技术操作技能是护理实践的基础。基础护理操作技术的研究和发展对护理实践具有重要意义。

2.临床专科护理

以各医疗专科理论、知识、技能为基础进行身心整体护理,主要包括各专科护理常规、护理措施,如手术及特殊检查的术前、术中及术后护理,各类疾病的护理与抢救心、肾、肺、脑的监护及脏器移植等的护理。随着科学技术和医学的发展,各专科护理也日趋复杂。

3.社区护理

社区护理的对象是一定范围的居民和社会群体。以临床护理的理论知识和技能为基础,以整体观为指导,结合社区的特点,通过健康促进、健康维护、健康教育、管理协调和连续性照顾,直接对社区内个体、家庭和群体进行护理,以改变人们对健康的态度,帮助人们实践健康的生活方式,最大限度地发挥机体的潜能,促进全民健康水平提高。

4.护理教育

以护理学和教育学理论为基础,贯彻教育方针和卫生工作方针,培养护理人才,适应医疗卫生服务和医学科学技术发展的需要。护理教育一般分为基本护理教育、毕业后护理教育和继续护理教育3大类。基本护理教育包括中专教育、大专教育和本科教育;毕业后护理教育包括岗位培训、研究生教育;继续护理教育是对从事实际工作的护理人员,提供以学习新理论、新知识、新技术、新方法为目的终身性教育。

5.护理伦理

护理工作中,护士时刻面对患者的生命和利益,不可避免地会遇到需要做出决定的情境,如是否放弃抢救或治疗,是否尊重患者选择治疗方案的权利,治疗或护理方案是否损害了患者的经济利益等。护士如何做出决策,所做出的决定是正确的,还是错误的,即护理的伦理问题是护理学值得深入探讨的题目。

6.护理健康教育

护理健康教育是护理学不可缺少的一个重要部分,是护理工作者在工作中对护理对象进行健康教育、健康指导的工作。其内容根据护理对象的不同而异,其方法多种多样,可采取交谈、咨询、上课、宣传栏、电视、幻灯、电影、计算机、黑板报等形式,以达到促进患者康复和预防疾病的目的。

7.护理管理

护理管理是运用管理学的理论和方法,对护理工作人员、技术、设备、信息、经济等诸多要素进行计划、组织、指挥、协调和控制等的系统管理,以确保护理工作场所能够提供正确、及时、安全、有效、完善的护理服务。近年来,护理学与现代管理学不断交叉、融合,是护理学重要的研究领域之一。不论是全国性护理团体的领导,护理学院的院长,医院的护理部主任,还是临床护士,都需要有现代管理的知识和能力,从而有效地管理各种组织,以至患者。医疗管理体制、专业政策和法规的制订、各种组织结构的设置、人力资源的管理、资金的管理、工作质量的控制和保证等都是护理管理的研究范围。

8.护理科研

运用观察、科学实验、调查分析等方法揭示护理学的内在规律,促进护理理论、知识、技能的更新。

随着科学技术的进步和护理科研工作的开展,护理学的内容和范畴将不断丰富和完善。

第二章 护理管理

第一节 护理质量管理

一、概述

(一)护理质量管理的概念

1.质量概念

质量通常有两种含义,一是指物体的物理质量,另外是指产品、工作或服务的优劣程度。现在讲的护理质量是后者。从后者的定义可以看出,质量不仅指产品的质量,也包括服务质量。服务包括技术性服务,也包括社会性服务。在医疗护理服务中,既有技术服务质量,也有社会服务质量。质量概念产生于人们的社会生产或社会服务中,质量具有以下特性:

(1)可比较性:可比较性是指质量是可分析比较和区别鉴定的。同一服务项目有的深受用户满意,有的导致用户意见很大。同一规格、型号的产品有的加工精细,有的粗糙,有的使用寿命长,有的寿命短,这种差别是比较的结果。人们可运用比较与鉴别的方法来选择质量好的产品和服务。因而,人们对产品或服务质量预定的标准,便于他们进行对比、鉴定。有的产品或服务可以进行定量分析,有的产品或服务只能进行定性分析,我们由此分别称之为计量和计数质量管理。在医院管理中,对生化的质量控制、药品质量控制是计量质量管理,而更多的是定性分析和计数判定的质量管理。

(2)客观规定性:质量有它自身的形成规律,人们是不能强加其上的。客观标准必须符合客观实际,离开客观实际需要的质量标准是无用的。质量受客观因素制约,在经济和技术发达的国家或地区所生产的产品及所提供的服务质量要比经济技术不发达的国家或地区好。同一经济技术水平的行业和部门人员素质高,管理科学严格,其产品质量或服务质量较好,相反就差。由此可见质量的客观规定性。

2.护理质量管理

质量管理是对确定和达到质量所必需的全部职能和活动的管理。其中包括质量方针的制订,所有产品、服务方面的质量保证和质量控制的组织和实施。

所谓护理质量,是指护理工作为患者提供护理技术和生活服务效果的程度,即护理效果的好坏反映护理质量的优劣。护理质量是护理工作"本性"的集中体现。护理质量反映在护理服务的作用和效果方面。它是通过护理服务的计划和实施过程中的作用、效果的取得经信息反馈形成的,是衡量护理人员素质、护理领导管理水平、护理业务技术水平和工作效果的重要标志。

有关专家认为,医院护理质量包括以下几个方面:①是否树立了护理观念,即从患者整体需要去认识患者的健康问题,独立主动地组织护理活动,满足患者的需要。②患者是否达到了接受检查、治疗、手术和自我康复的最佳状态。③护理诊断是否全面、准确,是否随时监护病情变化及心理状态的波动和变化。④能否及时、全面、正确地完成护理程序、基础护理和专科护理,且形成了完整的护理文件。⑤护理工作能否在诊断、治疗、手术、生活服务、环境管理及卫生管理方面发挥协同作用。

护理质量管理按工作所处的阶段不同,可分为基础质量管理、环节质量管理和终末质量管理。

(1)基础质量管理:基础质量管理包括人员、医疗护理技术、物质、仪器设备、时间的管理。①人员:人员素质及行为表现是影响医疗护理质量的决定因素。人员的思想状况、行为表现、业务水平等都会对基础医疗质量产生重要影响,而医务人员的业务水平和服务质量则起着至关重要的作用。②医疗护理技术:包括医学和护理学理论、医学和护理学实践经验、操作方法和技巧。医、护、技、生物医学和后勤支持系统等高度分工和密切协作,各部门既要自成技术体系,又要互相支持配合,才能保障高水平的医疗护理质量。③物质:医院所需物质包括药品、医疗器械、消毒物品、试剂、消耗材料及生活物质等。④仪器设备:现代医院的仪器设备对提高医疗护理质量起着重要作用。包括直接影响质量的诊断检测仪器、治疗仪器、现代化的操作工具、监护设备等。⑤时间:时间就是生命,时间因素对医疗护理质量有十分重要的影响。它不仅要求各部门通力合作,更主要的是体现高效率,各部门都要争分夺秒,为患者提供及时的服务。

(2)环节质量管理:环节质量管理是保证医疗护理质量的主要措施之一,是各种质量要素通过组织管理所形成的各项工作能力。环节质量管理包括对各种服务项目、工作程序或工序质量进行管理。

(3)终末质量管理:终末质量管理是对医疗护理质量形成后的最终评价,是对整个医院的总体质量的管理。每一单项护理工作的最后质量,可以通过某种质量评价方法形成终末医疗质量的指标体系来评价。终末质量管理虽然是对医疗质量形成后的评价,但它可将信息反馈于临床,对下一循环的医疗活动具有指导意义。

(二)护理质量管理的意义

护理质量管理是护理工作必不可少的重要保证。护理工作质量的优劣直接关系到服务对象的生命安危,因此护理质量保证是护理工作开展的前提。提高护理工作质量是护理管理的核心问题,通过实施质量管理、质量控制,可以有效地保证和提高护理质量。另外,护理质量是医院综合质量的重要组成部分,实施护理质量管理是促进医疗护理专业发展、提高科学管理的有效举措。随着现代医学科学的发展,护理工作现代化也势在必行,现代医学模式要求护理工作能提供全面的、整体的、高质量的护理,以满足患者身心各方面的需求,这就不仅要求护理人员全面掌握知识,提高专业水平,而且要有现代化的质量管理。建立质量管理体系是现代化管理的重要标志,所以,护理质量管理不仅对开展护理工作具有重要意义,而且对于促进护理学科的发展和提高人员的素质也具有深远意义。

(三)护理质量管理的特点

护理质量管理的特点包括以下几个方面。

1.护理质量管理的广泛性和综合性

护理质量管理具有有效服务工作质量、技术质量、心理护理质量、生活服务质量及环境管理、生活管理、协调管理等各类管理质量的综合性,其质量管理的范围是相当广泛的。因此,不应使护理质量管理局限在临床护理质量管理的范围内,更不应该仅是执行医嘱的技术质量管理。这一特点,充分反映了护理质量管理在医院服务质量管理方面的主体地位。

2.护理质量管理的程序性与连续性

护理质量是医疗质量和整个医院工作质量中的一个大环节的质量。在这个大环节中,又有若干工作程序质量。例如,中心供应室的工作质量就是一道完整的工作程序质量,临床诊断、治疗等医嘱执行的技术质量,也是这些诊断、治疗工作质量的工作程序质量。工作程序质量管理的特点,就是在质量管理中承上启下,其基本要求就是对每一道工作程序的质量进行质量把关。不论护理部门各道工作程序之间或是护理部门与其他部门之间,都有工作程序的连续性,都必须加强连续的、全过程的质量管理。

3.护理质量管理的协同性与独立性

护理工作既与各级医师的诊断、治疗、手术、抢救等医疗工作密不可分,又与各医技科室、后勤服务部门的工作有着密切联系。大量的护理质量问题,都从它与其他部门的协调服务和协同操作中表现出来,因此,护理质量管理必须加强与其他部门协同管理。另外,护理质量不只是协同性的质量,更有其相对的独立性,因此护理质量必须形成一个独立的质量管理系统。

二、护理质量管理的基本方法

(一)质量管理的基本工作

进行质量管理工作必须具备的一些基本条件、手段和制度,是质量管理的基础。护理质量管理也不例外。

首先,要重视质量教育,使全体人员树立"质量第一"的思想。质量管理教育包括两个方面:一是技术培训,二是质量管理的普及宣传和思想教育。通过教育要达到以下目的:①克服对质量管理认识的片面性,进一步理解质量管理的意义,树立质量管理人人有责的思想。②使每个护理人员掌握有关的质量标准、管理方法和质量管理的工具,如会看图表等。③使全体人员弄清质量管理的基本概念、方法及步骤。

除进行质量管理教育外,还要建立健全质量责任制,即将质量管理的责任明确落实到各项具体工作中,使每个护理人员都明白自己在质量管理中所负的责任、权力、具体任务和工作关系,在其位,任其责,形成质量管理的体系,并与奖惩制度联系起来。

(二)质量管理的工作循环

全面质量管理保证体系运转的基本方式是以 PDCA(计划—实施—检查—处理)的科学程序进行循环管理的。它是 20 世纪 50 年代由美国质量管理专家戴明根据信息反馈原理提出的全面质量管理方法,故又称戴明循环。

1.PDCA 循环的步骤

PDCA 循环包括质量保证系统活动必须经历的 4 个阶段 8 个步骤,其主要内容如下。

(1)计划阶段:计划阶段包括制订质量方针、目标、措施和管理项目等计划活动,在这阶段主要是明确计划的目的性、必要性。这一阶段分为四个步骤:①调查分析质量现状,找出存在的问题。②分析影响质量的各种因素,查出产生质量问题的原因。③找出影响质量的主要因素。④针对主要原因,拟定对策、计划和措施,包括实施方案、预计效果、时间进度、负责部门、执行者和完成方法等内容。

(2)执行阶段:执行阶段是管理循环的第五个步骤。它是按照拟定的质量目标、计划、措施具体组织实施和执行,即脚踏实地按计划规定的内容去执行的过程。

(3)检查阶段:第三阶段即检查阶段,是管理循环的第六个步骤。它是把执行结果与预定的目标对比,检查拟定计划目标的执行情况。在检查阶段,应对每一项阶段性实施结果进行全面检查、衡量和考查所取得的效果,注意发现新的问题,总结成功的经验,找出失败的教训,并分析原因,以指导下一阶段的工作。

(4)处理阶段:处理阶段包括第七、第八两个步骤。第七步为总结经验教训,将成功的经验加以肯定,形成标准,以便巩固和坚持;将失败的教训进行总结和整理,记录在案,以防再次发生类似事件。第八步是将不成功和遗留的问题转入下一循环中去解决。

PDCA循环不停地运转,原有的质量问题解决了又会产生新的问题,问题不断产生而又不断解决,如此循环不止,这就是管理不断前进的过程。

2.PDCA循环的特点

(1)大环套小环,互相促进。整个医院是一个大的PDCA循环,那么护理部就是一个中心PDCA循环,各护理单位如病房、门诊、急诊室、手术室等又是小的PDCA循环。大环套小环,直至把任务落实到每一个人;反过来小环保大环,从而推动质量管理不断提高。

(2)阶梯式运行,每转动一周就提高一步。PDCA的4个阶段周而复始地运转,而每转一周都有新的内容与目标,并不是停留在一个水平上的简单重复,而是阶梯式上升,每循环一圈就要使质量水平和管理水平提高一步。PDCA循环的关键在于"处理这个阶段",就是总结经验,肯定成绩,纠正失误,找出差距,避免在下一循环中重犯错误。

3.护理质量的循环管理

护理质量管理既是一个独立的质量管理系统,又是医院质量管理工作中的一个重要组成部分,因此,它是在护理系统内不同层次上的循环管理,也是医院管理大循环中的一个小循环。所以,护理质量循环管理应结合医院质量管理工作,使之能够纳入医院同步惯性运行的循环管理体系中。

我国大多数医院在护理管理中实施计划管理,即各层次管理部门有年计划、季计划、月安排、周重点,并对是否按计划达标有相应的检查制度及制约措施。

各护理单元及部门按计划有目的地实施,护理各层管理人员按计划有目的地检查达标程度,所获结果经反馈后及时修订偏差,使护理活动按要求正向运转。具体实行时可分为几个阶段:①预查。以科室为单位按计划、按质量标准和项目对存在的问题进行检查,为总查房做好准备。②总查房。护理副院长、护理部主任对各科进行检查,现场评价,下达指令。③自查。总查房后,科室根据上级指令、目标与计划和上月质量管理情况逐项分析检查,找出主要影响因素,制订下月的对策、计划、措施。④科室质量计划的实施。科室质量计划落实到组或个人,进行 PDCA 循环管理。这种动态的、循环的管理办法,就是全面管理在护理质量管理中的具体实施,对护理质量的保证起了重要作用。

三、护理质量评价

(一)评价的目的与原则

1.目的

(1)衡量工作计划是否完成,衡量工作进展的程度和达到的水平。

(2)检查工作是否按预定目标或方向进行。

(3)根据实际提供的护理数量、质量,评价护理工作需要满足患者的程度、未满足的原因及其影响因素,为管理者提高护理管理质量提供参考。

(4)通过评价工作结果肯定成绩,找出缺点和不足,并指出努力的方向。也可以通过比较,选择最佳方案来完成某项工作。

(5)检查护理人员工作中实际缺少的知识和技能,为护士继续教育提供方向和内容。

(6)促进医疗护理的质量,保障患者的权益。

(7)确保医疗设施的完善,强化医疗行政管理。

2.原则

(1)实事求是的原则:评价应建立在事实的基础上,将实际执行情况与原定的标准和要求进行比较。这些标准必须是评价对象能够接受的,且在实际工作中可以测量的。

(2)可比性的原则:评价与对比要在双方水平、等级相同的人员中进行,制订标准应适当,标准不可过高或过低。过高的标准不是每位护士都能达到的。

(二)护理质量评价的内容

1.护理人员的评价

护士工作的任务和方式是多样化的,因此在评价时应从不同的方面去进行,如护士的积极性和创造性、完成任务所具备的知识基础、与其他人一起工作的协作能力等。对护士经常或定期地进行评价,考察护理工作绩效,为护理人员的培养、职称的评定、奖罚提供依据。一般从人员素质、护理服务效果、护理活动过程的质量或将几项结合起来进行评价。

(1)素质评价:从政治素质、业务素质、职业素质 3 个方面来综合测定基本素质,从平时的医德表现及业务行为看其政治素质及职业素质;从技能表现、技术考核成绩、理论测试等项目来考核业务素质。方法可用问卷测评方式或通过反馈来获得综合资料,了解护士的基本情况,包括他们的道德修养、积极性、坚定性、首创精神、技能表现、工作态度、学识能力、工作绩效等素质条件。

(2)结果评价:结果评价是对护理人员服务结果的评价。由于很多护理服务的质量不容易确定具体目标,评价内容多为定性资料,不易确定具体的数据化标准,所以结果评价较为困难。并且在评价后,只能告诉护理人员是否达到了目标,并不能告诉他以后怎样去达到目标,因此应采用综合方法进行评价,以求获得较全面的护理人员服务质量评价结果。通过信息反馈,指导护理人员明确完成护理任务的具体要求和正确做法。

(3)护理活动过程的质量评价:这类评价的标准注重护士的实际工作做得如何,评价护理人员的各种护理活动,如表 2-1 某医院病房对主班护士任务的执行情况进行评价。

表 2-1　某医院病房对主班护士任务的执行情况评价

评价项目	评价等级			
	及格(1)	达到标准(2)	超过标准(3)	出色(4)
1.执行医嘱情况				
2.及时掌握和交流患者病情变化的情况				
3.向护士长反映患者病情变化的情况				
4.记录有无失效的仪器设备,并采取修理措施				

这种评价的优点是给工作人员以具体的标准、指标,使评价对象知道如何做才是正确的,有利于护理人员素质和水平的提高。不足之处是费时间,且内容限

制在具体任务范围之内,比较狭窄,对人的责任评价范围小,只能评价护理人员在具体岗位上的工作情况。

(4)综合性评价:即用几方面的标准综合起来进行评价,凡与护理人员工作结果有关的活动都可结合在内,如对期望达到的目标、行为举止、素质、所期望的工作结果和工作的具体指标等进行全面的考核与评价。

2.临床护理质量评价

临床护理质量评价,就是衡量护理工作目标完成的程度,衡量患者得到的护理效果。临床护理质量评价的内容有以下三方面。

(1)基础质量评价:基础质量评价着重评价进行护理工作的基本条件,包括组织机构、人员素质与配备、仪器、设备与资源等。这些内容是构成护理工作质量的基本要素。具体评价以下几个方面。①环境:各护理单位是否安全、清洁、整齐、舒适。②护理人员的素质与配备:是否在人员配备上做出了合适的安排、人员构成是否适当、人员素质是否符合标准等。③仪器与设备:器械设备是否齐全、性能完好情况、急救物品完好率、备用无菌注射器的基数以及药品基数是否足够等。④护理单元布局与设施:患者床位的安排是否合理、加床是否适当、护士站离重患者的距离有多远等。⑤各种规章制度的制定及执行情况,有无各项工作质量标准及质量控制标准。⑥护理质量控制组织结构:可根据医院规模,设置不同层次的质控组织,如护理部质控小组、科护士长质控小组、护士长质控小组。

(2)环节质量评价:主要评价护理活动过程中的各个环节是否达到质量要求,其中包括:①是否应用护理程序组织临床护理活动,向患者提供身心整体护理。②心理护理、健康教育开展的质量。③是否准确及时地执行医嘱。④病情观察及治疗效果的观察情况。⑤对患者的管理如何,如患者的生活护理、医院内感染等。⑥与后勤及医技部门的协调情况。⑦护理报告和记录的情况。

此外,也可按三级护理标准来评价护理工作的质量。在环节质量的评价中,还常用定量评价指标来评价护理工作质量,其具体内容如下:①基础护理合格率。②特护、一级护理合格率。③护理技术操作合格率。④各种护理表格书写合格率。⑤常规器械消毒灭菌合格率。⑥护理管理制度落实率。

(3)终末质量评价:终末质量评价是评价护理活动的最终效果,是从患者角度评价所得到的护理效果与质量,是对每个患者最后的护理结果或成批患者的护理结果进行质量评价。终末评价的选择和制订是比较困难的,因为影响的因素比较多,有些结果不一定能说明护理的效果,如伤口愈合率与治愈率的高低不一定完全是护理的结果。根据现代医学模式,护理结果的评价应当包括患者的生理、心理、社会、精神等各个方面。

将上述3个方面相结合来进行评价,即综合评价,能够全面说明护理服务的质量。评价结果所获的信息经反馈纠正偏差,达到质量控制的目的。

(三)护理质量的评价方法

1.建立健全质量管理和评价组织

质量管理和评价要有组织保证,落实到人。

2.加强信息管理

信息是计划和决策的依据,是质量管理的重要基础。护理质量管理要靠正确与全面的信息,因此应注意获取和应用信息,对各种信息进行集中、比较、筛选、分析,从中找出影响质量的主要的和一般的、共性的和特性的因素,再从整体出发,结合客观条件做出指令,然后进行反馈管理。

3.采用数理统计指标进行评价

建立反映护理工作数量、质量的统计指标体系,使质量评价更具有科学性。在运用统计方法时,应注意统计资料的真实性、完整性和准确性,注意统计数据的可比性和显著性。应按照统计学的原则,正确对统计资料进行逻辑处理。

4.常用的评价方式

常用的评价方式有同级间评价、上级评价、下级评价、服务对象评价(满意度)、随机抽样评价等。

5.评价的时间

评价的时间可以是定期的检查与评价,也可以是不定期的检查与评价。定期检查可按月、季度、半年或一年进行,由护理部统一组织全面检查评价。但要注意掌握重点问题、重点单位。不定期检查评价主要是各级护理管理人员、质量管理人员深入实际,随时按质量管理的标准进行检查评价。

(四)临床护理服务评价程序

评价工作是复杂的活动过程,也是不断循环的活动过程。一般有如下步骤:

1.确定质量评价标准

(1)标准要求:理想的标准和指标应详细说明所要求的行为或成果,将其存在的状况、程度和应存在的行动或成果的数量写明。制订指标的要求:①具体(数量、程度和状况)。②条件适当,具有一定的先进性和约束力。③简单明了,易于掌握。④易于评价,可以测量。⑤反映患者需求与护理实践。

(2)制订标准时要明确:①建立标准的类型。②确定标准的水平是基本水平或最高水平。③所属人员参与制订,共同确定评价要素及标准。④符合实际,可被接受。

标准是衡量事物的准则,是医疗护理实践与管理实践的经验总结,是经验与科学的结晶。只有将事实与标准比较之后,才能找出差距,评价才有说服力。

2.收集信息

收集信息可通过建立汇报统计制度和制订质量检查制度来进行。对护理工作数量、质量的统计数字应及时准确,做好日累计、月统计工作。除通过统计汇报获得信息外,还可采用定期检查与抽查相结合的方式,将检查所收集到的信息与标准对照,获得反馈信息,计算达标程度。

3.分析评价

应反复分析评价的过程,如分析评价标准是否恰当、完整,被评价者是否明确;收集资料的方式是否正确、有效,收集的资料是否全面,能否反映实际情况;资料与标准的比较是否客观;所采用的标准是否一致等。

4.纠正偏差

将执行结果与标准对照,分析评价过程后找出差距,对评价结果进行分析,提出改进措施,以求提高护理工作的数量与质量。

(五)评价的组织工作

1.评价组织

在我国,医院一般是在护理部的组织下设立护理质量检查组,作为常设机构或临时组织。由护理部主任(副主任)领导,各科、室护士长参加,分项(如护理技术操作、理论、临床护理、文件书写、管理质量等)或分片(如门诊、病区、手术室等)检查评价。多采用定期自查、互查互评或上级检查方式进行。

院外评价经常由上级卫生行政部门组成,并联合各医院评价组织对医院工作进行评价。其中护理评审组负责评审护理工作质量。

2.临床护理服务评价的注意事项

(1)标准恰当:制订的标准恰当,评价方法科学、适用。

(2)防止偏向:评价人员易产生宽容偏向,或易忽略某些远期发生的错误,或对近期发生的错误比较重视,使评价结果发生偏向,应对此加以克服。

(3)提高能力:为增进评价的准确性,需提高评价人员的能力,必要时进行培训,学习评价标准、方法,明确要注意的问题,使其树立正确的评价动机,以确保评价结果的准确性与客观性。

（4）积累资料：积累完整、准确的记录以及有关资料，既能节省时间，便于查找，又是促进评价准确性的必要条件。

（5）重视反馈：评价会议前准备要充分，会议中应解决关键问题，注意效果，以达到评价目的。评价结果应及时、正确地反馈给被评价者。

（6）加强训练：按照标准加强对护理人员的指导训练较为重要。做到平时按标准提供优质护理服务质量，检查与评价时才能获得优秀结果。

四、医院分级管理与护理标准类别

（一）医院分级管理与医院评审的概念

1.医院分级管理

医院分级管理是根据医院的不同功能、不同任务、不同规模和不同的技术水平、设施条件、医疗服务质量及科学管理水平等，将医院分为不同级别和等次，对不同级别和等次的医院实行标准有别、要求不同的标准化管理和目标管理。

2.医院评审

根据医院分级管理标准，按照规定的程序和办法，对医院工作和医疗服务质量进行院外评审。经过评审的医院，达标者由审批机关发给合格证书，作为其执业的重要依据；对存在问题较多的医院令其限期改正并改期重新评审；对连续3年不申请评审或不符合评审标准的医院，一律列为"等外医院"，由卫生行政部门加强管理，并根据情况予以整顿乃至停业。

（二）医院分级管理和评审的作用

医院分级管理和评审的作用如下。

（1）促进医院医德、医风建设。

（2）医院分级管理和评审制度具有宏观控制和行业管理的功能。

（3）促进医院基础质量的提高。

（4）争取改革的宽松环境，为逐步整顿医疗收费标准提供科学依据。

（5）有利于医院总体水平的提高。

（6）有利于调动各方面的积极性，共同发展和支持医疗事业，体现了大卫生观点。

（7）有利于三级医疗网的巩固和发展。

（8）有利于充分利用有限的卫生资源。

（9）有利于实施初级卫生保健。

(三)医院分级管理办法

1.医院分级与分等

我国医院分级与国际上三级医院的划分方法一致,由基层向上,逐级称为一级、二级、三级。直接为一定范围社区服务的医院是一级医院,如城市的街道医院、农村的乡中心卫生院;为多个社区服务的医院是二级医院,如农村的县医院、直辖市的区级医院;面向全省、全国服务的医院是三级医院,如省医院等。各级医院分为甲、乙、丙三等,三级医院增设特等,共三级十等。医院分等以后,可以通过竞争促使医院综合水平提高而达到较好的等次,体现应有的价值。

2.医院评审委员会

医院评审委员会是在同级卫生行政部门领导下,独立从事医院评审的专业性组织。可分为部级、省级、地(市)级三级评审会。

部级由卫生部组织,负责评审三级特等医院,制订与修订医院分级管理标准及实施方案,并对地方各级评审结果进行必要的抽查复核。

省级由省、自治区、直辖市卫生厅(局)组织,负责评审二、三级医院。

地(市)级由地(市)卫生局组织,负责评审一级医院。

评审委员会聘请医院管理、医学教育、临床、医技、护理和财务等有关方面有经验的专家若干人,要求其成员作风正派,清廉公道,不徇私情,身体健康,能亲自参加评审。

(四)标准及标准化管理

1.标准

标准是对需要协调统一的技术或其他事物所做的统一规定。标准是衡量事物的准则,要求从业人员共同遵守的原则或规范。标准是以科学技术和实践经验为基础,经有关方面协商同意,由公认的机构批准,以特定的形式发布的规定。因此,标准具有以下特点:①明确的目的性。②严格的科学性。③特定的对象和领域。④需运用科学的方法制订并组织实施。

2.护理质量标准

护理质量标准是护理质量管理的基础,是护理实践的依据,是衡量整个工作或单位及个人工作数量、质量的标尺和砝码。护理质量标准应是以工作项目管理要求或管理对象而分别确定的。

3.标准化

标准化是制订和贯彻执行标准的有组织的活动过程。这种过程不是一次完

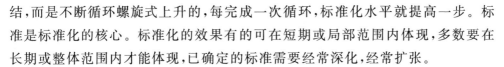

结,而是不断循环螺旋式上升的,每完成一次循环,标准化水平就提高一步。标准是标准化的核心。标准化的效果有的可在短期或局部范围内体现,多数要在长期或整体范围内才能体现,已确定的标准需要经常深化,经常扩张。

4.标准化管理

标准化管理是一种管理手段或方法。即以标准化原理为指导,把标准化贯穿于管理的全过程,是以增进系统整体效能为宗旨、以提高工作质量与工作效率为根本目的的一种科学管理方法。标准化管理具有以下特征:①一切活动依据标准。②一切评价以事实为准绳。

(五)综合医院分级管理标准及护理标准(试行草案)

1.综合医院分级管理标准

(1)范围:我国当前制订的综合医院分级管理标准(专科医院标准另订)的范围包括两个方面:一是医疗质量,尤其是基础质量;二是医疗质量的保证体系。

"标准"涉及管理、卫生人员的资历与能力、患者与卫技人员的培训与教育、规章制度、医院感染的控制、监督与评价、建筑与基础设施、安全管理、医疗活动记录(病案、报告、会议记录)和统计指标这10个方面的内容。以上内容分别在各级医院的基本条件和分等标准中作了明确规定。

(2)医院分级管理标准体系及其指标系列:医院分级管理标准体系由一、二、三级综合医院的基本标准和分等标准所构成。每部分既含定性标准,又含定量标准。

基本标准:基本标准是评价医院级别的标准,是最基本的要求,达不到基本标准的医院不予参加评定等次。基本标准与等次标准两者分别进行考核评定。基本标准系列由以下7个方面组成:医院规模;医院功能与任务;医院管理;医院质量;医院思想政治工作与医德医风建设;医院安全;医院环境。

分等标准:各级综合医院均被划分为甲、乙、丙三等,三级医院增设特等的标准。评审委员会依据分等标准评定医院等次,同时也将会促进医院的发展建设。分等标准中,根据一级医院的特殊性,与二、三级医院的评审范围有所不同。分等标准归类包括:各项管理标准;各类人员标准;物资设备标准;工作质量、效率标准;经济效果标准;卫生学管理标准;信息处理标准;生活服务标准;医德标准;技术标准。

在评审中,采取千分制计算方法评定。合格医院按所得总分评定等次。分等标准考核,甲等须达900分以上(含900分);乙等须达750～899分(含750分);丙等在749分以下。三级特等医院除达到三级甲等医院的标准外,还须达到特等医院所必备的条件。

各级医院统计指标的系列项目有所区别,一级医院共 39 项,二级医院共 41 项,三级医院共 50 项。其中含反映护理方面的统计指标 7～10 项,例如,5 种护理表格书写合格率、护理技术操作合格率、基础护理合格率、特护和一级护理合格率、陪护率、急救物品完好率、常规器械消毒合格率、开展责任制护理百分率、一人一针一管执行率,以及昏迷和瘫痪患者压疮发生率等。

2.护理管理标准及评审办法

护理管理标准是评审各级医院护理工作的依据,是目前全国统一执行的护理评价标准。护理管理标准以加强护理队伍建设和提高基础护理质量为重点。

(1)护理管理标准体系:护理管理标准体系中的基本标准包括五部分内容:①护理管理体制:含组织领导体制、所配备的护理干部的数量及资格、护理人员编制的结构及比例等。②规章制度:含贯彻执行 1982 年卫生部颁发的医院工作制度与医院工作人员职责有关护理工作的规定,结合医院实际,认真制订和严格执行相应的制度,包括护理人员职责、疾病护理常规和护理技术操作规程、各级护理人员继续教育制度等,并要求认真执行。③医德医风:即贯彻执行综合医院分级管理标准中相应级别医院医德医风建设的要求,结合护士素质,包括仪表端庄,言行规范,患者对护理工作、服务态度的满意度达到的百分率要求。④质量管理:包括设有护理质量管理人员;有明确的质量管理目标和切实可行的达标措施;有质量标准和质控办法,定期检查、考核和评价;严格执行消毒隔离及消毒灭菌效果监测的制订;有安全管理制度及措施,防止护理差错、事故的发生。⑤护理单位管理:包括对病房、门诊(注射室、换药室)、急诊室、手术室、供应室等管理应达到布局合理,清洁与污染物品严格区分放置,基本设备齐全、适用;环境整洁、安静、舒适、安全,工作有序。

(2)分等标准:分等标准包括护理管理标准、护理技术水平及护理质量评价指标三部分:①护理管理标准:包括护理管理目标、年计划达标率的要求;设有护理工作年计划、季安排、月重点及年工作总结;有护理人员培训、进修计划,年培训率达标要求;有护理人员考核制度和技术档案,年考核合格率要求;有护理质量考评制度,定期组织考评;有护理业务学习制度,条件具备的组织护理查房;有护理工作例会制度;有护理差错、事故登记报告制度,定期分析讨论;对护理资料进行登记、统计;三级医院要求对资料动态分析与评价,并达到信息计算机管理。②技术水平:包括护理人员三基(基本知识、基本理论、基本技能)平均达标分数;掌握各科常见病、多发病的护理理论、护理常规、急救技术、抢救程序、抢救药品和抢救仪器的使用,有不同要求;掌握消毒灭菌知识、消毒隔离原则及技术操作;不同级别医院分别承担初、中、高等护理专业的临床教学任务;二、三级医院分别承担下级医院的护理业务指导、护理人员的进修、培训和讲学任务;开展护理科学研究工作、学术交流,发表论文、开展护理新业务、新技术的能力与数量要求,对不同级别医院均应达到相应标准;二、三级医院应能熟练掌握危、急、重症的监护,达到与医疗水平相适应的护理专科技术水平。③护理质量评价指标:参考以下护理质量指标及计算方法。

(3)护理质量指标及计算方法:医院分级管理中护理标准要求的质量指标共计17项,各级医院的质量标准原则相同,指标要求有所差别。例如,五种护理表格书写合格率,一级医院≥85%,二级医院≥90%,三级医院≥95%。五种护理表格包括体温单、交班本、医嘱本、医嘱单、特护记录单,其标准是:①字迹端正、清晰,无错别字,眉栏填齐,卷面清洁,内容可靠、及时。②护理记录病情描述要点突出,简明通顺,层次分明,运用医学术语。③体温绘制点圆线直,不间断、不漏项。④医嘱抄写正确、及时,拉丁文或英文字书写规整,用药剂量、时间、途径准确,签全名。

17项护理质量标准中,责任制护理开展病房数与陪护率对一级医院不设具体规定指标。

(4)三级特等医院标准:三级特等医院其护理管理总体水平除达到三级甲等医院标准外,要求全院护理人员中取得大专以上学历或相当大专知识水平证书者≥15%;医院护理管理或重点专科护理在国内具有学科带头作用;有独立开展国际护理学术交流的能力。

(5)护理管理标准评审办法:评审中采取标准得分与分等标准得分分别计算方法,各按100分计算。两项得分之和除以2,计入医院总分。基本标准得分必须≥85分才可进入相应等次,<85分时在医院总分达到相应等次的基础上下降一等。

评审方法:听介绍,检查各类护理资料和原始记录,与护理人员座谈,征询医院其他人员和患者意见,以发调查表或座谈方式收集合同单位及社会各界的反映,抽查病房、门诊、急诊各类患者的护理质量,检查护理质量考核资料,抽查护理人员技术操作,面试或笔试护理人员基础知识、基本理论,检查护理人员考核成绩、技术档案,抽查病历表格、特护记录、责任制病历、物品、仪器管理及质控管理记录等。

第二节　护理安全管理

护理安全管理是护理管理的重要内容。护理安全管理是保证患者得到良好的医疗护理和优质服务的基础,是防范和减少医疗差错事故及纠纷隐患的重要环节,对维护医院正常工作秩序和医院声誉及社会治安起到至关重要的作用。护理职业具有高风险性,护理人员在护理工作中要把患者的生命和安全放在首位,落实安全措施,做好安全管理,切实保障患者安全。

一、概述

(一)基本概念

安全是指没有危险,不受威胁,不出事故。护理安全管理是指尽一切力量运用技术、教育、管理三大对策,从根本上有效地采取预防措施,防范事故,把隐患消灭在萌芽状态,确保患者安全,营造一个安全、健康、高效的医疗环境。

(二)护理安全的分类

护理安全有狭义和广义之分:①狭义的护理安全是指在护理工作的全过程中,不因护理失误或过失而使患者的机体组织、生理功能、心理健康受到损害,甚至发生残疾或死亡。②广义的护理安全有3层含义,除上述狭义的概念外还包括因护理事故或纠纷而造成医院及当事护理人员承担的行政、经济、法律责任等,以及在医疗护理服务场所环境污染、放射性危害、化学治疗(简称化疗)药物、血源性病原体、针头刺伤等都会对护理人员造成危害。

(三)护理安全文化

安全文化是安全价值观和安全行为准则的总和,体现为每一个人,每一个组织对安全的态度、思维程序及采取的行动方式。护理安全文化是护理人员对患者安全共同的价值观、信念和行为准则。护理安全文化的实质是一套科学完整的规章制度,是护士遵章守纪的自觉性及良好的工作习惯及人人自觉关注安全的工作氛围,没有"有无之分",只有"优劣、浓淡之分"。

(四)护理安全管理的意义

1.护理安全关系到患者预后

护理工作的特点决定了患者从入院到出院的全过程都离不开护士。医嘱的处理、执行;各种护理技术操作的完成;围术期的护理等都是护理工作的具体实施。如果护士在工作中不认真履行职责,不认真执行"三查八对"制度,不按规章制度和操作规程实施护理,轻者增加患者痛苦,重者加重病情及增加患者经济负担,甚至危及患者生命。

2.护理安全关系到护理质量

护理安全是实现优质服务的关键,而优质服务是医院生存发展之根本。实现优质服务,就是要全方位的满足患者生理、心理健康和文明服务的需求,其关键环节在于保障护理安全。安全是护理质量的重要内涵和基础;是护理质量管理的重要内容和评价护理质量优劣的重要指标,只有准确及时地执行医嘱,安全有效地进行护理,才能促使患者疾病好转或痊愈,护理质量保障才得到根本的体现。

3.护理安全关系到医院声誉

医院的生存依赖患者的信赖和支持,安全直接影响到医院的声誉,声誉是医院的最大影响力。患者来医院就医是特殊的消费者,生存、健康是他们的基本权利,疗效和安全是他们最基本的要求。护理的任务是促进健康,维护患者的基本权利。这就决定了护士在为患者提供护理服务时,要时时从法律的角度来审视自己的言行,做到一视同仁、平等待人。《医疗事故处理条例》实施后,人们的自我保护意识和法律意识更加增强。因此,护理安全绝不是无足轻重,而是与医院命运息息相关。

4.护理安全关系到患者健康

如果在护理工作中不重视安全,发生护理差错事故,不仅给患者造成痛苦,增加经济负担,还会给护理工作造成负面影响,损坏护士群体形象,同时给医院造成不良的社会影响及经济损失。《消费者权益保护法》第2章第7条规定:"消费者在接受服务时享有人身、财产安全不受损害的权利"。因此,医务人员应该尽最大能力和义务保障患者的人身安全和财产安全。

5.护理安全关系到自身利益

护理安全管理是减少护理缺陷、降低安全隐患、提高护理专业水平的关键环节;是控制或消灭不安全因素、避免发生护患纠纷和事故的客观需要;护理安全除保障患者的安全、护理质量、医院声誉之外,还涉及护理人员的自身利益。如人身安全、身心健康、奖励与惩罚、职称晋升及评优等。情节严重、影响极坏者甚至追究法律和刑事责任。

(五)护士职业安全

护理工作环境是治疗和护理患者的场所,存在诸多的不安全因素。护士是发生职业伤害的高危群体,在为患者提供各项检查、治疗和护理的过程中,可能会受到各种职业性有害因素的伤害。因此,护士应具备对各种职业性有害因素的认识、处理及防护的基本知识和能力,以减少职业伤害,保护自身安全,维护自身健康。危害护士执业安全的因素有机械性、物理性、化学性、心理性、工作环境等,这些相关损害因素严重威胁护士的身心健康。护理管理者要制定科学合理的职业安全与防护制度,以减少护士职业暴露伤害的发生,增强护士职业安全性。

1.职业暴露的定义

职业暴露是指医务人员在从事诊疗,护理等工作过程中,意外被传染病病原体或者患者的血液、体液污染了皮肤、黏膜或者被含有病原体的血液、体液污染的针头及其他锐器刺破皮肤,致有可能被感染的情况。

2.职业暴露的防护

(1)标准预防:职业暴露的防护原则为标准预防,标准预防是针对所有患者和医务人员采取的预防感染的措施。凡是认定患者的血液、体液、分泌物、排泄物均具有传染性,不论是否有明显的血迹污染或是否接触非完整的皮肤与黏膜,接触上述物质者,均必须采取防护措施。

(2)标准预防的措施:①认真落实手卫生、穿隔离衣、戴口罩、戴护目镜或防护面罩;②实施安全注射、正确使用防护用品、加强锐器伤的防护管理;③安全处置医疗废物,加强职业暴露于乙型肝炎病毒(HBV)、丙型肝炎病毒(HCV)、人类免疫缺陷病毒(HIV)人员的管理;④完善职业防护设施,强化护士职业安全教育,护士掌握自我防护技术;⑤实行人性化管理,减轻护士工作压力等。

二、临床护理安全管理

(一)护理工作中常见的不安全表现

1.制度、职责执行不严

护理工作中,不遵守规章制度,不严格按操作规程或简化程序,凭印象草率办事,是造成不安全的严重隐患。有的不认真执行医嘱,错抄或漏抄医嘱;遇到有疑问,不请示,不报告;遗忘重要医嘱、遗忘危重患者的特殊处理;有的交接班不认真,不执行床旁交接班制度,心中无数;有的不严格执行分级护理制度,巡视病房不及时,患者病情变化或病情恶化未能及时发现,失去抢救时机;值班

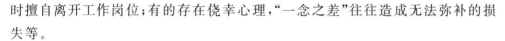

时擅自离开工作岗位;有的存在侥幸心理,"一念之差"往往造成无法弥补的损失等。

2.工作粗心大意,责任心不强

这类问题主要表现在上班思想不集中,分心走神,未把主要精力放在工作上;护理技术操作不细致,动作粗疏,对危重、昏迷患者不采取必要的安全措施,发生坠床和/或跌倒、压疮、烫伤等;护理措施不当、不及时,造成非计划性管道滑脱;操作不熟练发生并发症,如灌肠时用力过猛刺破直肠,导尿时引起尿道损伤大出血等。

3.专业知识与技术水平低

这类问题主要发生在低年资护士及进修、实习护士身上。基础知识差,业务技术水平低,且不懂装懂;病情观察不仔细,不能及时发现存在的问题,特殊、意外情况处理不及时、不恰当;对解剖位置不熟悉,造成放置导尿管误入阴道,放置胃管误入气管等不该发生的错误。

4.轻视患者的心理变化

护理工作中只注重执行医嘱、完成治疗,对患者的心理变化及反常的思想情绪观察不到位,没有及时做好心理护理;有的违反保护性医疗制度,有意或无意向患者透露病情,使患者丧失治疗信心,产生自杀念头。从法律角度讲,患者自杀是一种自负的行为,但作为医院,是救死扶伤的机构,应避免发生这类事件。

5.服务态度生、冷、硬、推

极少数护士对患者缺乏同情心、责任心和爱心,服务态度简单生硬,甚至训斥患者;有的护士对患者提出的疑问简单应付回答,造成不必要的误会;依赖患者家属及陪客做一些护士职责内的事或护理工作范围内的护理,一旦患者病情发生变化或病故,往往引发不必要的纠纷。

6.监督管理不力

主要是指各级护理管理者预见性差,没有针对性地进行超前预防及安全教育管理;发现和处理问题不及时,督导检查不认真、不严格,流于形式;工作中发现安全隐患和问题隐瞒不报,回避矛盾,甚至推卸责任。

7.医、护患沟通不畅

沟通不足容易导致医疗安全隐患。有的护士发现医嘱有问题时未及时告知医师,盲目处理,错误执行;操作前后与患者沟通告知不及时,不到位,发生护理并发症而造成纠纷;对患者提出的疑问解释不耐烦、不正确,或与医师的疾病解释不吻合,留下医疗纠纷隐患。

(二)护理工作中常见的不良事件

1.临床常见护理不良事件的分类

(1)不良治疗:包括给药错误、输血错误、医院感染暴发、手术患者身份及部位识别错误、体内遗留手术器械、输液及输血反应。

(2)意外事件:包括跌倒、坠床、走失、烫伤、烧伤、冻伤、自残、自杀、火灾、失窃、咬破体温表、约束带使用不良、分娩意外等。

(3)医患沟通事件:包括医患争吵、身体攻击、打架、暴力行为等。

(4)饮食、皮肤护理不良事件:包括误吸和/或窒息、咽入异物、院内压疮、医源性皮肤损伤。

(5)不良辅助诊查、患者转运事件:含身份识别错误、标本丢失、检查或运送中或后病情突变或出现意外。

(6)管道护理不良事件:含管道滑脱、患者自拔。

(7)职业暴露:含针刺伤、割伤、特殊院内感染等。

(8)公共设施事件:包括医院建筑毁损、病房设施故障、蓄意破坏、有害物质泄露等。

(9)医疗设备器械事件:包括医疗材料故障、仪器故障、器械不符合无菌要求等。

(10)消毒供应中心不良事件:包括消毒物品未达到要求、热原试验阳性、操作中发现器械包器械物品不符等。

2.护理不良事件的分级标准

0级:事件在执行前被制止。

Ⅰ级:事件发生并已执行,但未造成患者伤害。

Ⅱ级:患者轻微伤害,生命体征无改变,需进行临床观察及轻微处理。

Ⅲ级:患者中度伤害,部分生命体征有改变,需进一步临床观察及简单处理。

Ⅳ级:患者重度伤害,生命体征明显改变,需提升护理级别及紧急处理。

Ⅴ级:患者永久性功能丧失。

Ⅵ级:患者死亡。

三、影响护理安全的因素

(一)护理人员因素

护理人员素质包括政治思想素质、职业道德素质、业务素质等,当这些素质不符合或偏离了护理职业的要求,就可能造成言语、行为不当或过失,给患者身

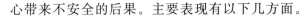

心带来不安全的后果。主要表现有以下几方面。

1.不安心护理工作

有的护士未把主要精力放在工作上,工作马马虎虎,不负责任。

2.对职业产生厌倦情绪

护士对患者漠不关心,对病情发展缺乏预见性、主动性。

3.技术水平低

护士对患者病情突然变化不知道,观察不到病情变化,对药物剂量不清楚,换算错误。

4.不懂装懂

年轻护士业务生疏,又不主动请教老护士或带教老师。

5.工作责任心不强

在技术操作中图省事,方便,严重违反操作规程,也是造成隐患的根源。

(二)管理因素

管理方面存在的问题主要有以下几种。

(1)对护士教育培训不足,护士法律意识淡薄,自我保护意识和安全意识不强。

(2)规章制度不完善、不健全,职责分工不明确,制度、常规落实不到位。

(3)管理不力、要求不严,督促检查不够,对护理工作中不安全的环节缺乏预见性,未及时采取措施或措施不力。

(4)护理人员配置不合理,护士超负荷工作,不能保证工作质量及满足治疗要求而造成安全隐患。

(三)患者因素

(1)患者或家属对医院期望值过高,认为医务人员是包治百病的。

(2)患者的心理承受能力差。对疾病缺乏全面正确的认识,认为患者住进医院什么病都会治好。

(3)患者或家属出于对经济的考虑等。

(四)物质因素

1.设备方面

护理设备是完成护理任务的重要工具。如果设备缺乏或性能不好,不配套,特别是急救物品器材不到位或使用中发生故障,都会影响护理技术的正常发挥,影响抢救、治疗工作,造成不安全因素。

2.物品方面

护理物品质量不过关或数量不足,也是护理工作中存在的不安全因素之一,如一次性输液器、注射器,质量差会造成输液反应等不良事件发生。

3.药品方面

药品质量差、变质、失效也会造成不安全。常见的问题有液体瓶口松动、破损,液体长霉菌、药液中有杂物、消毒液失效等。

(五)环境因素

1.基础设施配备及布局

医院的基础设施,病区物品配备和布局不当也存在着不安全因素。如地面过滑导致跌倒;床旁无护栏造成坠床;热水瓶放置不当导致烫伤等。

2.环境污染

环境污染所致的不安全因素,常见于消毒隔离不严所致的医院院内交叉感染等。

3.危险品管理

医用危险品普理及使用不当也是潜在的不安全因素。如氧气、煤气、蒸汽锅炉等。

4.病区治安

病区的治安问题,如防火、防盗、防止犯罪活动等。

5.社会环境

患者的经济状况,家庭、单位及社会对患者的关心程度,对患者的情绪也构成一定影响。

四、护理安全管理措施

(一)护理安全教育

护理安全教育是指针对护士开展的,在实施护理的全过程中,保证患者不发生法律和法定的规章制度允许范围以外的心理、机体结构或功能上的损害、障碍、缺陷或死亡方面的教育。安全教育是做好护理工作的前提,要把安全教育纳入护理部年度工作计划,从引导护理人员转变思想观念入手,抓好3个方面的教育。

1.经常性教育

医疗护理安全是医院管理永恒的主题,管理部门应坚持不懈地对护理人员进行教育培训,把安全教育作为经常性教育来抓,牢固树立"安全第一"的思想观念。护理安全是职业道德的基本要求,全面提高护士的职业素质,才能为规章制度的顺利贯彻执行、防止差错事故的发生打下良好的基础。

2.法制教育

护理安全与法律、法规有着密切的关系,因护理人员法制观念淡薄而产生的护理缺陷或纠纷屡见不鲜。因此,要加强法制教育,组织护理人员学习法律知识,增强护理人员的法律意识和法制观念,自觉遵守法律、法规,以防范由于法制观念不强而造成的护理事故或差错,并学会运用法律武器,维护自身合法权益。

3.专题教育

针对管理中存在的某一方面的问题进行专题讲座或个案讨论,以解决某方面或某一主要问题而进行的护士教育。对不同层次的护理人员及在为患者服务中存在的问题等都可以进行专题教育。如在新护士岗前培训中的职业道德教育、护理安全教育等。

(二)护理安全防范措施

1.职能部门的安全管理措施

(1)医院成立护理安全管理委员会,制定护理安全管理制度、职责和监管措施。各部门及各级人员认真履行安全管理监督指导职能。委员会每季度定期召开护理安全会议,运用质量管理工具分析护理工作中存在的安全问题,持续改善护理质量与安全。

(2)实施护理安全目标管理,把"患者十大安全目标"纳入科室年度责任目标管理,保障护理质量与患者安全。

(3)护理部成立护理风险管理小组,制定护理风险管理制度、防范程序及监控流程,加强护理风险的分析、评估、控制和监测,防患于未然。

(4)护理风险管理小组每月对各科室护理安全管理进行全面检查,重点检查各项核心制度,护理常规等规范的落实情况。

(5)将护理风险管理纳入医院《护理质量检查标准》,每次安全检查结果均纳入科室当月质量考核及当事人绩效考核。

(6)建立护理安全应急管理机制,加强对重点科室、重点时段、重点环节、重点人群、重点操作的监管力度,杜绝安全隐患。

(7)制订紧急意外情况的应急预案和处理流程,定期组织护士培训及演练,提高护士应急处理能力。

(8)建立护理不良事件成因分析及质量持续改进机制,对全院每月发生的护理不良事件进行统计分析,典型案例进行个案分析讨论,总结经验教训,制订整改方案。

(9)定期对各级护士进行安全警示教育,护士掌握安全管理制度及防范措施、上报流程等。

(10)制定主动报告护理不良事件与隐患信息的制度,实行非惩罚性主动上报不良事件。建立主动上报的激励机制,统一上报系统及流程,统一部门管理。

(11)制订临床护理风险(如坠床、跌倒、压疮、管路滑脱、给药错误)的防范措施,定期监督检查措施的执行情况。

(12)合理配置护理人力资源,减轻护士工作压力及工作强度,保证护理工作安全。

2.科室(病区)安全管理措施

(1)科室(病区)成立安全管理小组,由护士长牵头做到监管落实的"三不放过":一是事实不清楚不放过;二是认识不到位不放过;三是奖罚不到位不放过。对护士工作责任心不强、失职、离岗等造成的差错事件,必须给予处罚,处理过程越认真,处理结果越恰当,监管的效果也就越实在。

(2)科室定期、反复对护理人员进行质量意识、安全意识、护理缺陷意识的安全警示教育,增强护士对工作的事业心和责任感,不断提高护理风险防范意识。树立"质量、安全,服务、满意"的理念,保障医疗护理安全。

(3)科室发生护理不良事件应及时填报《护理不良事件上报表》,按规定及时上报相关部门及领导,不得隐瞒不报或迟报、漏报、错报,并保存好病历。护士长应及时组织讨论,明确不良事件的性质,分析原因,总结经验教训,制定防范措施,记录完整。

(4)让患者及家属主动参与医疗安全活动,是对患者和家属知情同意权、选择权的重视,让患者在医疗活动中实施自己的知情同意权、选择权,并且参与其中,同时获取信息。采取工休座谈会、视频、健康教育处方、黑板等形式,定期对患者及其家属进行相关知识的健康教育并做好记录。

(5)落实出院患者随访制度。科室对出院患者进行回访工作,并记录、总结患者的治疗效果、满意度情况、改进意见等信息,促进医疗质量持续改进。

(6)临床医疗、医技科室医务人员主动为患者及其家属提供相关的安全知识健康宣教,提供安全管理相关信息,积极配合医务人员实施预防和处理措施。

(7)主动邀请患者及其家属参与治疗计划的制订、实施和医疗决策过程。最大限度地促进医患沟通,有利于医务人员根据患者病情及个体差异的不同制订出适应每个患者的详细、科学的治疗(手术)方案。当患者病情变化的时候能够及时调整修改治疗(手术)方案。以提高患者家属的知情权和自我护理能力,利于改善患者的健康状况。

(8)对需要手术的患者,主动邀请患者参与手术安全核查。术前医师应标示手术部位,主动邀请患者参与认定;手术、麻醉实施前按"患者身份和手术部位确认"程序执行,由手术医师、麻醉师、手术或巡回护士执行最后确认程序后,方可开始实施手术、麻醉。严格防止手术患者、手术部位及术式发生错误。

(9)在实施任何有创诊疗活动前,实施者应亲自与患者(或家属)沟通,作为最后确认的手段,对接收手术、昏迷、神志不清、无自主能力的重症患者及重症监护病房、手术室、急诊抢救室、新生儿室等科室的患者,要使用"腕带"作为操作、用药、输血等诊疗活动时辨识患者的一种必备手段。严格执行"查对制度"和"患者身份识别制度",应至少同时使用两种患者身份识别方式,禁止仅以房间或床号作为身份识别的唯一依据。

(10)科室应加强转科患者的管理,严格执行身份识别制度及转科流程,转科交接记录登记完整。

(11)制定科室医嘱处理制度及流程,监督检查护士医嘱处理与执行情况,防范安全事故发生。

(12)制定病区安全与消毒隔离管理制度,控制院内感染发生。

(13)加强病区物品、药品、医疗设备、设施的管理,保证物品、药品、医疗设施的完好及安全使用。

(14)严格落实患者分级护理制度,及时发现患者病情变化,防范及减少患者压疮、坠床、跌倒等意外事件发生。

(15)公开医院接受患者投诉的主管部门、投诉的方式及途径,保证医患沟通途径及信息畅通。

(16)对护士实施人性化管理,关心、爱护护士,使护士保持良好的工作状态及工作情绪,防范差错事故发生。

(三)护理投诉管理

1.护理投诉的定义

凡在护理工作中因服务态度、服务质量及自身原因或技术因素而发生的护理缺陷,引起患者或家属不满,并以书面或口头方式反映到护理部或其他部门的意见,均为护理投诉。

2.护理投诉的管理办法

(1)护理部设有《护理投诉登记本》,记录投诉事件的发生原因、分析和处理经过及整改措施。每月在全院护士长会上总结、分析,并制订相应的措施。

(2)护理部设专人接待护理投诉,认真倾听投诉者意见,耐心做好安抚工作并做好记录。接待投诉人员要做到耐心细致,认真做好解释说明工作,避免引发新的冲突。

(3)护理部接到护理投诉后,及时反馈,并调查核实,告知有关部门的护士长。科内应认真分析事发原因,总结经验,接受教训,提出整改措施。

(4)投诉经核实后,护理部可根据事件事发情节严重程度,给予当事人相应的处理:①给予当事人批评教育;②当事人认真做书面检查,并在护理部备案;③向投诉者诚意道歉,取得其原谅;④根据情节严重扣科室护理质量考核分。

(5)因护士违反操作规程给患者造成损失或痛苦,按《医疗事故处理条例》规定处理。

(6)护理部一旦收到患者的投诉,包括来信、来访、电话等任一途径的投诉,立即向科护士长和病区护士长了解情况,科护士长和病区护士长应根据当事护士口头或书面所叙述事件的经过,包括事件起因、详细经过、详细对话和操作过程、有关证人,及对所发生事件的认识和今后改进的方法,分析投诉事件的性质,采取相应的处理方案及措施。对患者住院期间的投诉,当事护士要向患者当面解释和表示歉意;如果是患者出院后的投诉,则由护理部向投诉人做出道歉。由质量管理委员会对当月的护理投诉进行讨论,决定扣分情况,并在护理质量分析会上予以通报。

五、临床常见护理不良事件的管理

(一)给药安全管理

1.给药错误的判定

(1)根据药物分类、给药错误的类型、给药途径和给药错误导致的后果等情况的轻重,判定给药错误的性质分别定为一般差错、严重差错和事故。

(2)给药差错类型:如给药日期、时间错误;给药途径错误(静脉注射、肌内注射、皮下注射、口服、舌下含服,其他经眼、鼻、咽、阴道、直肠、皮肤);遗漏给药;输液速度错误;剂量错误;浓度错误;药物错误;未遵医嘱给药等。

2.给药安全的管理

(1)病房建立重点药物用药后的观察制度与程序,医师、护士须知晓这些观察制度和程序,并有效执行。对于新药特殊药品要建立用药前的培训制度。

(2)建立给药错误的明确判定与预防处理措施。

（3）护理人员要做到常用药物"五了解"，即了解药物性质、了解主要作用、了解常用剂量、了解不良反应及中毒症状、了解中毒解救方法。给药时严格执行"三查八对一注意"，注射剂在执行中要注意配伍禁忌。给药过程中认真观察患者用药前后的病情变化及不良反应。

（4）对某些易产生不良反应或可能产生不良反应的药物，使用前要向患者进行充分的说明与告知。

（5）建立病房基数药品的存放、使用、限额、定期检查等管理规定及制度；存放毒、麻、精神药品有管理和登记制度，符合法规要求。

（6）病房存放高危药品有管理制度及规范，不得与其他药物混合存放，高浓度电解质制剂（包括氯化钾、磷化钾及浓度超过 0.9％的氯化钠等）肌肉松弛剂与细胞毒性药物等高危药品必须单独存放，有醒目标识。

（7）病区药柜的注射药、内服药与外用药严格分开放置，有菌无菌物品严格分类存放，输液处置用品、备用物品、皮肤消毒剂与空气消毒剂、物品消毒剂严格分类分室存放管理。

（8）所有处方或用药医嘱在转抄和执行时，都有严格的二人核对、签名程序，认真遵循。

（9）在转抄与执行注射剂的医嘱（或处方）时要注意药物配伍禁忌。

（10）完善输液安全管理制度，严把药物配伍禁忌关，控制静脉输液流速，制定并执行对输液患者最高滴数限定告知程序，预防输液不良反应发生。

（11）特殊药物的管理：①严格执行麻醉药品、精神药品、放射性药品、医疗用毒性药品及药品类易制毒化学品等殊药物的使用管理制度，有存放区域、标识和储存方法的相关规定。②对高浓度电解质、化学药物等特殊药品及易混淆的药品有标识和储存方法的规定。③对包装相似、听似、看似药品、一品多规或多剂型药物的存放有明晰的"警示标识"。④相关人员知晓管理要求，具备识别技能，并遵照执行。

（二）跌倒/坠床管理

（1）患者入院后由管床护士对其行入院评估的同时，根据《患者跌倒/坠床风险评估表》评估内容进行坠床跌倒危险因素评估，判定患者坠床或跌倒风险程度。评估有风险的患者，病房护士应为患者建立《跌倒/坠床风险告知书》，根据患者病情变化进行动态风险评估，并主动告知患者跌倒/坠床风险及预防措施，床头悬挂"防跌倒/坠床"醒目标示，并采取预防护理措施，根据患者病情、用药变化进行动态评估，记录规范。

（2）患者发生跌倒/坠床，当班护士必须及时填写《护理不良事件上报表》，一式两份，其中一份在24小时内上报护理部，另一份科室保留。

（3）相关人员知晓患者发生跌倒/坠床的处置及报告程序。

（4）跌倒/坠床管理质量控制：①定期组织护士学习、培训及考核预防跌倒、坠床的管理规范、预防护理措施，护理人员知晓培训内容，有效预防跌倒、坠床事件的发生。②告知患者容易发生跌倒、坠床的原因、危害和预防方法，以引起他们的重视。特别是高危人群，应加强跌倒、坠床风险的评估，评估率达≥90％，床头悬挂预防风险的温馨提示牌，并记录预防跌倒所采取的护理措施。③按分级护理制度要求巡视病房，对全病区的患者实行床头交接班，对年老体弱、危重、病情不稳、意识不清、特殊治疗的患者重点交接，并拉床栏保护。④根据年龄、疾病、既往有无跌倒、坠床史、活动能力，确定高危因素和重点人群，并及时填写住院患者预防跌倒、坠床评估表。⑤制订患者跌倒/坠床的报告制度、处理预案、处理流程，相关人员知晓，知晓率达≥95％，执行率达≥100％。⑥制定防范患者跌倒/坠床的相关制度，并建立多部门合作机制，防范意外事件发生。⑦发生跌倒/坠床事件，科室应及时组织进行分析讨论，制订改进措施。

（三）压疮的管理

（1）制定压疮风险评估、报告制度及工作流程，相关人员知晓发生压疮的处理措施及报告程序，高危患者入院时压疮的风险评估率≥90％。

（2）患者入院后及住院期间，护士根据《压疮风险评估表》（BRADEN评分量表）对存在压疮风险的患者进行动态评估。对存在压疮风险的患者，应填写《压疮风险告知书》，主动告知患者及家属压疮风险，床头悬挂"防压疮"醒目标示，对患者及家属进行健康教育，并采取预防护理措施预防压疮的发生，在护理记录单中记录采取的护理措施及效果。

（3）评估为难免压疮的患者，护士应及时填写《难免压疮申报表》，护理部或压疮管理小组进行床旁审核后确认是否属于难免压疮，并给予审核意见及护理指导，持续监控压疮预防护理措施的落实。

（4）压疮管理质量控制：①病房护士对新入院患者，均进行皮肤评估、筛选。②病区护士应对住院患者的皮肤情况进行严密监控。③病区护士每天在护理过程中应密切观察特级、一级护理患者及二级护理生活不能完全自理者的皮肤情况，根据《压疮风险评估表》进行压疮风险因素的评估。④在皮肤护理过程中，对患者的皮肤进行评估，经过评估，属高度危险患者，须进行预报。⑤预报需经过护士长的确认，按照压疮管理流程，填写《压疮评估表》，根据病情变化进行动态评估,直至风险不存在或患者出院(或死亡)。⑥护理部接到预报表后对压疮发生有高度风险的患者适时进行监控和护理指导,有效预防压疮发生。⑦科室有压疮诊疗和护理规范、并落实预防压疮的护理措施,无非预期压疮事件发生。⑧压疮发生后及时填报《压疮上报表》,一式两份,一份在24小时内上报护理部,另一份科室保留。⑨科室对发生压疮的案例进行分析讨论,总结经验教训。

(四)管道滑脱管理

(1)带管患者住院期间均由管床护士对其进行评估,根据《患者管道滑脱风险评估表》评估内容进行危险因素评估,判定管道滑脱风险程度。评估有脱管风险的患者,病房护士应主动告知患者及家属相关风险因素及预防措施,床头悬挂"防脱管"醒目标示,并采取预防护理措施,根据患者病情、置管情况进行动态评估,规范记录。

(2)患者发生管道非计划性滑脱时,护士应及时填写《护理不良事件上报表》,一式两份,其中一份在24小时内上报护理部,另一份科室保留。

(3)相关人员知晓患者管道滑脱的预防措施、应急处理预案、处理措施及上报流程。

(4)高危患者管道滑脱的风险评估率达≥90%。

(5)管道滑脱管理的质量控制:①定期组织护士学习各类管道风险级别和正确固定方式,采取有效措施预防意外事件的发生。②告知患者容易发生管道滑脱的原因、危害、观察要点和预防方法,以引起他们的重视,特别是重点人群,床头应挂有安全温馨提示牌。③按分级护理制度要求及时巡视病房,对带管患者实行床头交接班,对年老体弱、危重、病情不稳、意识不清、特殊治疗的患者重点交接及班班床头交接。④根据患者年龄、病情、活动能力、用药因素、固定方式、留置管道数量及风险级别,确定高危因素和重点人群,及时填写《住院患者管道滑脱风险评估表》,告知患者及家属风险,并采取预防护理措施,预防管道滑脱。⑤制订患者管道滑脱报告制度及处理预案、处理流程,相关人员知晓,知晓率达≥95%,执行率达≥100%。

(五)安全标识管理

1.安全标识的定义

标识是指利用有特征的记号去标记在护理工作中容易出现的各种安全隐患。特征的记号包括图案或文字。规范、醒目的标示能给人们一种警示信息,使之对此有所反应,有所触动,从而对其思想和行为产生影响。护理安全标示是指患者在就医过程中由于生理、病理、心理、社会、环境等诸多不确定的因素,或难以预料的意外事件或风险事件发生,而医院或科室采用特殊制作的各种有针对性强、目的性明确、科学性引导的警示标示,能够使临床护理工作有序进行,保证患者及家属安全,提高患者就医满意度,是一项护理安全管理措施。

2.使用安全标识的意义

(1)规范护士工作行为,强化风险意识。

(2)提高护士的工作效率。

(3)建立和谐的护患关系。

(4)警示作用,防范差错事故发生。

3.安全标识的分类

(1)识别标识:患者身份、病情识别。

(2)管道标识:包括各种引流管。

(3)药物标识:药物分类、特殊药品、高风险药物及药物过敏。

(4)防意外警告标识:防跌倒、防坠床、防滑标识等。

(5)沟通标识:各种流程图、温馨提示、各种简介。

(6)护理形态标识:护理级别、禁饮食、控制滴数等。

(7)其他标识:如区域标识、护理用物分类标识(无菌用品、一次性用品、资料等)、仪器设备标识(各种仪器设备的操作流程及保养情况等)。

4.安全标识在临床中的应用

(1)患者身份识别标识(即"腕带"标识)。护士必须认真核对患者的住院证,正确填写患者信息,包括患者姓名、科室、病区、住院号、性别、年龄、药物过敏史,系到患者手腕或脚腕,松紧适宜,并告知患者及其家属佩戴"腕带"的重要性,在住院期间患者及家属不得私自取下或丢弃,出院时由护士将其除去。

(2)病情识别标识。由患者床头卡标识进行识别,危重、分级护理标识采用各种不同颜色的塑料卡片,根据病情需要以插卡方式插于床头牌上相应位置或用不同颜色指示灯标示。

(3)特殊体位标识。如去枕平卧位标识,头高脚底标识,侧卧位标识,神经外科左、右去骨瓣、双侧去骨瓣标识、颅后窝去骨瓣标识等,以明确告知护士患者病情及护理操作中的体位要求。

(4)管道标识。包括中心静脉置管(PICC、CVC)、尿管、胃管及十二指肠营养管、腹腔引流管、脑室引流管、胸腔引流管、结肠造瘘管等,以不同颜色分类,以达到护士在工作繁忙时快速识别不同管道的目的,降低护理风险。

(5)药物标识。①高危药品标识:设置专柜存放,红色标签,用颜色的差别来区分不一样的药物,避免错拿错用。②毒麻药品标识:采用专柜、上锁、定人管理,并在药柜外粘贴醒目的警示标识,严格交接班。③药物过敏者,在患者一览表、床头卡、患者腕带、病历本上用红笔注明药物名称。④治疗室常见药物标识用蓝色标签。

(6)防止意外、风险标识。如"防脱管""防压疮""防跌倒""防坠床""血型标识""青霉素药物过敏"等标识,根据患者病情及风险评估情况在床头悬挂标识牌,病房洗澡的地方贴上"小心滑倒"的标识;开水房上贴"小心烫伤"的标识;用氧安全标识,氧气筒随时悬挂四防卡(即防震、防热、防火、防油)及"空""满"标识;输血安全标识,为患者输血时,可以将危险标识及血型标识与血液同步悬挂于输液架上或输液盆上;特殊治疗标识,非静脉通路用药时应与静脉药物分别悬挂于不同的输液架上,根据不同药物使用途径,悬挂相应的警示牌于输液架上(如"膀胱冲洗""肠内营养"等)。

(7)区域标识。如警示护士遵守消毒隔离制度的标识、无菌区与非无菌区标识、医用垃圾、生活垃圾分类标识、隔离标识(如飞沫隔离标识、耐药菌隔离标识、接触隔离标识等),提示护士按类别要求进行标准的预防操作。更提醒患者家属探视时注意消毒隔离,防止交叉感染。

(8)仪器操作流程及保养标识。使用范围为所有仪器,为白底黑字卡片,外表塑封,悬挂于相应仪器上,使用规范、系统的设备仪器卡,正面填写使用操作流程,反面填写消毒、保养流程。

六、护理不良事件的管理与预防

(一)护理不良事件的定义

护理不良事件是指由于医疗护理行为造成的失能,伤害事件并非由原有疾病所致,而是由于医疗护理行为造成患者死亡、住院时间延长,或离院时仍带有某种程度的失能,包括护理差错及事故、严重护理并发症(非难免压疮、静脉炎等)、严重输血、输液反应、特殊感染、跌倒、坠床、管路滑脱、意外事件(烫伤、自杀、走失等)等情况。护理不良事件分为可预防性不良事件和不可预防性不良事件两种。

(二)护理不良事件的处理

(1)不良事件发生后,当班护士要及时向护士长及当班医师汇报,本着"患者安全第一"的原则,迅速采取补救措施,尽量避免或减轻对患者健康的损害,或将损害降到最低程度。配合值班医师做好伤情认定,家属签字等工作。

(2)根据护理不良事件报告流程连级上报事件的经过、原因、后果,并按规定填写《护理不良事件上报表》,情节严重的突发事件2小时内上报护理部,其他不良事件24小时内上报护理部,护理部接到上报后及时了解情况,给予处理意见,尽量降低对患者的损害。

(3)各种有关记录、检查报告、药品、器械等均应妥善保管,不得擅自涂改、销毁,必要时封存,以备鉴定。

(4)科室和护理部如实登记不良事件。不良事件发生后,病区进行成因分析和讨论,定期对护士进行安全警示教育。

(5)护理部对护理投诉和纠纷应热情接待、认真调查、尊重事实、耐心沟通、端正处理态度,5个工作日内给以答复。重大护理投诉,上报医院备案、讨论。医院成立护理质量管理委员会,对上述事件每月汇总进行讨论,从制度合理性、制度执行、环节管理、工作流程、职业道德、主观态度等方面综合分析,根据事件的情节及对患者的影响,确定性质,提出奖惩意见和改进措施,在全院护士长会上传达,共享经验教训,不断提高护理工作质量。

(6)执行非惩罚性护理不良事件报告制度,并鼓励积极上报未造成不良后果但存在安全隐患的事件以及有效杜绝差错的事例。如不按规定报告,有意隐瞒已发生的护理不良事件,一经查实,视情节轻重给予处理。

(7)统一护理不良事件的上报管理系统,保证上报网络及流程、信息畅通。

(8)定期对科室及全院发生的护理不良事件进行统计分析,并进行院内、科内同期对比,总结护理安全管理存在的问题,制订质量整改方案,持续改进护理质量与安全,降低护理不良事件的发生,保障患者安全,提高患者满意度。

(三)护理不良事件的防范措施

(1)护理风险的正确评估。护理人员在实施医疗行为之前应充分评估医疗行为可能面临的各种风险,护理人员预测医疗行为风险是通过责任护士的评估、具体执行护士的观察、上级护理人员查房指导等环节来实现的。护理人员决定对患者实施护理行为之前,应当对特定患者实施特定的护理操作所面临的各种风险和利弊有一个全面和科学的判断,这种判断的准确性是护理操作成功的基本保证。护理人员准确判断护理操作所存在的各种风险,一般包括以下三个层次。①护理操作中的一般风险:护理操作中的一般风险是指所有护理操作都将面临的风险,是护理操作中普遍存在的问题,具有共性,因而是所有护理操作都必须重视和严格防范的问题。如无菌操作防止感染的问题,"三查八对"以防止出错的问题。②具体护理操作的风险:就某一具体护理操作而言,由于具体的护理操作需要达到特定的护理目的,涉及患者身体特定部位或者有特定的技术风险,如输液操作后阻止液体混入空气、防止输入液体回流等。每一个具体的护理操作,既有其技术要领,也有经常出问题的薄弱环节,分析、评估清除或降低这些风险,让护理人员牢记并在实际工作中谨慎注意,可以有效避免护理不良事件的发生。③针对具体患者的特殊风险:主要是患者个人身体状况、其他疾病、既往损伤和治疗对患者的影响,特殊风险因人而异。其预防主要取决于护理人员对患者健康情况的掌握,如术后出汗较多的患者其在输液过程中因敷贴固定不牢极易出现留置静脉通路管道滑脱的情况,必须要向患者家属交代相关风险和预防要点。而普通患者此类风险发生的概率相对较低。

(2)护理部及科室应根据要求建立各类护理不良事件的预防及处理规范,定期组织学习并列入护士绩效考核内容。

(3)严格执行鼓励主动上报护理不良事件制度及相关管理制度,定期对不良事件有统计分析;护理管理部门及时将科室存在的质量安全问题进行反馈,督促整改,改进优化工作制度流程,持续改进护理安全管理工作。

(4)组织护理人员学习《护士条例》,开展护理安全相关法律法规和规章制度的培训,加强护理人员责任心,牢固树立"患者第一、安全第一"的意识,培养良好的慎独精神。自觉履行岗位职责,严格落实核心制度。

(5)通过组织开展培训、讲座等,提高护士综合素质,包括医德、专业、技术、身体和心理等各方面素质。

(6)抓实"六个关键",即关键核心制度、关键人员、关键患者、关键环节、关键事件、关键终末质量管理,确保护理安全。

(7)护理部在质量监管过程中,将护士操作规范及不良事件处理规范同步管理;各级护理管理人员应深入了解一线护理人员的工作状况,及时发现、清除护理工作中的安全隐患;对违反护理工作要求、操作常规的现象及行为,要及时进行教育和纠正,情节严重的给予处理。

(8)各级护理管理人员对护理工作环境及护理工具深入考察及论证,从患者安全角度出发,为不断完善环境建设、更新护理用具提出建议,为护患提供安全的工作环境和治疗休养环境。

(四)护理差错事故评定标准

1.护理事故分级

护理事故是由护理人员在护理活动中,违反医疗卫生管理法律、行政法规、部门规章和诊疗护理规范、常规,过失造成患者人身损害的事故。《医疗事故处理条例》中对医疗事故的分级做了具体规定。

(1)一级医疗事故:是指对患者造成死亡,中毒残疾医疗事故。具体又分为一级甲等和一级乙等医疗事故两种,一级甲等医疗事故是指造成患者死亡;一级乙等医疗事故是指造成患者重要器官缺失或者完全丧失,其他器官不能代偿,生活不能完全自理,例如植物人状态等。

(2)二级医疗事故:是指对患者造成中毒残疾,器官组织损伤导致严重功能障碍的医疗事故。具体分为甲、乙、丙、丁4个等级。

(3)三级医疗事故:是指对患者造成轻度残疾、组织器官损伤导致一般功能障碍的医疗事故。具体分为甲、乙、丙、丁、戊5个等级。

(4)四级医疗事故:是指造成患者明显人身损害的其他后果的医疗事故。在医疗事故中常见的造成患者明显人身损害后果的有16种情况,如拔除健康恒牙、剖宫产术引起胎儿损伤等。

2.护理差错分级

护理差错是指在护理工作中,护理人员虽有失职行为或技术过失,但未给患者造成死亡,残疾、组织器官功能障碍的不良后果。护理差错分级如下。

(1)一般差错:指未对患者造成影响,或对患者轻度影响但未造成不良后果的护理过失。

(2)严重差错:指由于护理人员的失职行为或技术过失,给患者造成一定痛苦,延长了治疗时间。

3.护理差错的评级标准

(1)严重差错:①护理监护失误造成了不良后果者(如病情观察不周失时抢救、仪器监护违反操作规程者)。②不认真执行查对制度,打错针、发错药、灌错肠等造成严重不良后果者。③因护理不周,导致昏迷、坠床或绝对卧床患者自动下床并有不良后果者。④擅离职守,延误护理、治疗和抢救,造成严重后果者。⑤凡需要做皮试的注射药,未做皮试或标号不符即行注射,产生严重后果者。⑥输液或静脉注射外漏,造成组织坏死达3 cm×3 cm以上者。⑦执行医嘱错误造成严重后果者。⑧因交接班不认真,延误治疗、护理工作,造成严重后果者。⑨发生Ⅰ度压疮者。

(2)一般护理差错:①执行查对制度不认真,发错药、打错针,给患者增加痛苦者。②护理不周发生Ⅱ度压疮。③实施热敷造成Ⅰ度烫伤面积不超过体表的0.2%者。④未进行术前准备或术前准备不合适,而退出手术,尚未造成严重后果者。⑤各种护理记录不准确,影响诊断、治疗者。⑥监护失误,对引流不畅未及时发现,影响治疗者。⑦监护失误,致使静脉注射外漏,面积达到3 cm×3 cm者。⑧患者入院无卫生处理又无补救措施。

七、护理安全管理评价

(一)患者"十大安全目标"评价

(1)严格执行查对制度,提高医务人员对患者身份识别的准确性。

(2)确立在特殊情况下医务人员之间有效沟通的程序、步骤,做到正确执行医嘱。

(3)严格防止手术患者、手术部位及术式发生错误。

(4)严格执行手卫生,落实医院感染控制的基本要求。

(5)提高用药安全。

(6)建立临床试验室"危急值"报告制度。

(7)防范与减少跌倒、坠床事件的发生。

(8)防范与减少患者压疮发生。

(9)主动报告医疗安全(不良)事件。

(10)鼓励患者参与医疗安全。

(二)护理安全评价敏感指标

(1)高危患者入院时压疮的风险评估率≥90%。

(2)住院患者非预期压疮发生率为"0"(难免压疮除外)。

(3)高危患者入院时跌倒/坠床的风险评估率≥90%。

(4)护士对患者跌倒/坠床意外事件报告、处理流程知晓率≥95%。

(5)护士对患者跌倒/坠床意外事件的报告制度、处理预案与工作流程的执行率≥100%。

(6)护士对护理安全(不良)事件报告制度的知晓率100%。

(7)护士对高危患者非计划性管道滑脱的风险评估率≥90%。

(8)护士对患者管道滑脱报告制度、处置预案、处理流程的知晓率≥95%,执行率≥100%。

(9)护理人员手卫生依从性≥95%,外科洗手依从性100%。

(10)护理人员"七步法"洗手正确率≥90%。

(11)高危药品贮存要求符合率≥90%。

(12)患者身份识别正确率达100%。

(13)手术安全核查执行率达100%。

(三)护理安全管理评价

1.制度管理评价

(1)有健全的护理差错防范、安全管理制度和措施并监督落实。护理部设有《护理登记本》及《护理不良事件登记本》,记录投诉及不良事件的发生原因、分析和处理经过及整改措施。每月在全院护士长会上总结、分析,并制定相应的措施,对全院无投诉无不良事件发生的科室给予表扬。

(2)发生不良事件后,护士长及时组织讨论,明确不良事件性质,总结经验教训,制定防范措施,记录完整。

(3)对典型的护理不良事件,质量和安全管理委员会应组织相关科室及当事人进行根因分析,杜绝再次发生。

(4)制订临床护理技术操作常见并发症的预防及处理规范,并落实到位。

(5)护士掌握常见护理技术操作常见并发症的预防及处理流程。

(6)有重点环节应急管理制度及处理预案,相关护士知晓。

(7)定期对相关人员进行应急预案的培训及演练。

2.护理标识评价

(1)各种护理标记齐全、醒目(药物过敏、防压疮、防跌倒/坠床标识)。

(2)药物过敏标识做到"病历夹、医嘱单、腕带、治疗单"四统一,注明过敏药物名称,患者知晓。

(3)腕带标识规范佩戴。

3.药品管理评价

(1)有健全的药品管理制度,毒、麻药品管理制度,高危药品管理制度,基数药品管理制度等。

(2)加强毒、麻药品管理,设专人保管,专用处方,定量存放,加锁管理,定期清点。并执行交接班制度,做到账物相符。

(3)根据药品种类、性质(针剂、内服、外用等)分别放置,定数量、定位置,标签清晰,专人管理。

(4)高危药品单独放置,标识醒目规范。

(5)抢救车固定在抢救室内,专人管理,药品用物班班交接并做好记录。

(6)有基数药物登记本,记录规范。

4.病房安全管理评价

(1)严格执行查对制度,做到"三查八对"。

（2）定期检查急救物品及器械的性能是否完好。电源等有明显标志,并定期检查维护。

（3）病室内禁止吸烟、饮酒、使用电热杯及任何个人用电,有标识提示。

（4）冰箱功能完好清洁,定时除霜,无过期药品及私人物品。

（5）病区安全通道无杂物堆放,保证畅通。应急灯功能完好。

5.患者风险管理评价

（1）对儿童、老年人、神志不清的患者有加床挡及其他安全防护措施。

（2）对高危患者进行护理风险评估(压疮、跌倒、坠床、自杀、走失、管道脱落、烫伤、突发事件等),制定有效的防范措施及处理程序,认真落实,规范记录。

（3）熟知护理差错事故防范、报告及处理程序,有记录。

（四）护理安全持续改进

1.护理组织管理

（1）根据医院的功能任务建立完善的护理管理组织体系;完善护理工作制度、岗位职责、护理常规、操作规程,护理安全考核标准,制定重点环节工作交接流程,护理安全管理敏感指标。

（2）严格按照《护士条例》规定实施护理管理工作。制定健全的护理工作制度、岗位职责、护理常规、操作规程、应急预案等,并保证有效落实。

（3）护理管理部门实行目标管理责任制,职责明确。

（4）护理管理部门结合医院实际情况,制定护理工作制度,并有相应的监督与协调机制。

（5）组织护理人员加强制度的学习,特别是核心制度要做到熟练掌握,如查对制度、不良事件管理制度、分级护理制度、抢救制度、交接班制度、消毒隔离制度等。

2.护理人力资源管理

（1）有明确的护士管理规定,有护士的岗位职责、技术能力要求和工作标准。

（2）对护士的资质、各岗位的技术能力有明确要求,同工同酬。

（3）对各护理单元护士的配置有明确的原则与标准,确保护理质量与患者安全,重症监护室、手术室等重要部门护患比达到国家规定标准。

（4）有紧急状态下对护理人力资源调配的预案,并定期进行演练。

（5）制订并实施各级各类护士的在职培训计划。每月坚持护理讲座和护理技术操作培训及考核,促进护理人员的理论水平和工作能力不断提高。

（6）有紧急状态下护理人力资源调配制度,确保等级护理的护理要求和患者安全需要。

（7）科室实行弹性排班制，科学合理使用护理人力资源。制定各级护理人员的岗位任务和工作标准，实行护理人员分层管理。

（8）根据专业特点拟定专业护士培训计划，并严格落实到位。加强年轻护士的"三基"训练，拟订"三基"培训计划，进行理论和技能培训及考核，提高护士护理水平，保证患者安全。

3.护理质量考核管理

有护理质量考核标准、考核办法和持续改进方案。有基础护理、专科护理质量评价标准，并建立可追溯机制；定期与不定期对护理质量标准进行效果评价；按照《病历书写基本规范（试行）》书写护理文件，定期质量评价；有重点护理环节的管理、应急预案与处理程序；护理工作流程符合医院感染控制要求。

（1）完善各项质量考核标准，严格落实查对制度、分级护理制度、安全管理制度、压疮上报制度和患者跌倒、坠床、导管脱落上报制度，学习掌握常见应急预案。

（2）加强护理安全教育，增强风险意识，及时发现和处理不安全因素，确保患者就医安全。

（3）充分发挥护理质量与安全管理委员会的作用，定期进行护理质量监控，每月要至少进行质量检查一次，并做到及时反馈，要克服敷衍了事的工作作风，切实发现质量问题，促进护理质量不断提高。

（4）科室做到日有抽查，周有检查，月有分析和总结，及时纠正护理疏漏，杜绝差错隐患。

（5）护理部强化质量意识，抓好安全管理，倡导护士"慎独"精神，严格监督约束机制，对护理质量监控要做到平时督导和定期检查相结合，加强对高风险科室和危重患者的巡查，了解临床护理工作中护士的思想动态和工作中遇到的困难，及时疏导、及时协助解决，指导护理人员和护士长做好临床护理工作，确保临床护理质量不断提高。

（6）护理工作实行三级质量控制，护士长质控组按分工要求每月检查 1 次，科护士长加强日巡查和督导检查，护理部组织每季度全面督查。

（7）科室及护理部定期进行护理安全工作全院检查，及时发现及排查隐患问题。

4.临床护理管理

（1）体现人性化服务，落实患者知情同意与隐私保护，提供心理护理服务。

（2）基础护理合格率达≥90％,危重患者护理合格率达≥90％。

（3）护士对住院患者的用药、治疗提供规范服务。

（4）对围术期患者有规范的术前访视和术后支持服务制度与程序。

（5）提供适宜的康复训练和健康指导。

（6）各项特殊检查护理措施到位。

（7）密切观察患者病情变化,根据要求正确记录。

（8）加强住院患者用药指导、饮食指导、康复指导、检查前后指导等健康教育工作,实现以社会医学、生态环境医学为指导的健康管理。

（9）护理人员要加强学习,掌握专科知识、康复知识和预防保健知识。

（10）各科室要开通患者咨询热线,以满足患者的需求,确保住院患者健康教育工作扎实有效开展。

（11）对特殊出院患者要进行出院护理随诊,实施延续护理服务。

5.危重症患者护理

（1）对危重患者有护理常规,措施具体,记录规范完整。

（2）护理管理部门对急诊科、重症监护病房、手术室、血液净化等部门进行重点管理,定期检查、改进。

（3）保障监护仪等急救设备的有效使用。

（4）保障对危重患者实施安全的护理操作。

（5）保障呼吸机使用、管路消毒与灭菌的可靠性。

（6）建立与完善护理查房、护理会诊、护理病例讨论制度。

（7）加强危重患者的管理,制定危重患者上报制度并有效落实,护理人员掌握危重患者护理常规,护理部加强对危重患者的督导,对重点科室如急诊科、重症医学科、心胸外、手术室、神经外、神经内、呼吸科等危重患者较多的科室进行定期和不定期督查。

（8）对特殊病例组织相关人员进行危重病列讨论。

（9）临床科室加强急救器械、物品的管理,确保急救器械物品完好率100％,消毒灭菌合格率达100％。

6.手术室与中心供应室管理

（1）手术室与中心供应室工作流程合理,符合预防和控制医院感染的要求。

（2）制定并实施相关的工作制度、程序、操作常规。

（3）与临床保持良好的沟通机制,满足临床工作和住院患者的需要。

（4）进一步完善接、送手术患者等各项流程、各项操作常规。

（5）护士长保持与临床科室良好的沟通，注意征求科室及手术医师意见，严格各种工作程序，满足临床工作和住院患者的需要。

（6）制定与后勤、保卫等部门的沟通协调机制，保证水、电、暖气供应畅通。

（7）做好手术器械集中清洗消毒管理，保障无菌物品的安全使用。

7.护理不良事件报告管理

（1）有护理不良事件报告和管理制度，鼓励主动报告护理不良事件，加强各类导管脱落，患者跌倒，压疮等上报制度的落实。

（2）完善专项护理质量管理制度，如各类导管脱落、患者跌倒、压疮等。

（3）能够应用对护理不良事件评价的结果，改进相应的运行机制与工作流程、工作制度。

（4）护理部加强对上报病例的跟踪观察，定期组织护理不良事件讨论会，查找发生事件的原因，制定整改措施，以促进护理质量稳步提高。

护理安全管理是保障患者安全的必要条件，是避免护理缺陷、减少护理纠纷的重要措施，是提高护理质量与护理水平的关键环节。对患者实施安全管理是医院管理中的重要内容之一。科室应将安全管理运用到患者的整个住院过程中，从健全安全制度、提高护理人员专业素质入手，强化重点环节、重点时段、重点人员以及医疗设施的管理，构建安全管理组织架构，提高护理人员危机意识，防范差错事故的发生，确保患者安全和自身安全。

第三节　护理防护管理

一、护理人员职业安全防护

护理人员由于其职业的特殊性经常暴露于各种各样的危险中，如会接触到一些体液、血液，甚至被体液、血液污染的锐器刺伤，或接触一些对身体有害的药物和射线等，导致多种职业危害的发生。加强护理人员职业安全防护，避免职业危害的发生具有重要意义。

（一）护理人员职业危害的分类

护理人员职业危害分 4 类，即生物、化学、物理和心理危害。

1.生物危害

细菌、病毒、寄生虫等引起的感染性疾病。主要是针刺伤,含锐器损伤所致的血源性传播疾病的感染。护理人员频繁接触患者血液、体液、分泌物及排泄物,受感染的危险性大。大量研究证实,各种污染的针头刺伤是医院内传播HBV、HCV 和 HIV 等的重要途径。针刺伤及其有关的侵害已成为护理人员的严重的职业性健康问题。

2.化学危害

在消毒、洗手、治疗、换药等过程中接触的各种消毒剂、清洁剂、药物及有害物质等引起的疾病。如各种毒物引起的职业中毒、职业性皮肤病、职业肿瘤;一些不溶或难溶的生产性粉尘引起的尘肺。

3.物理危害

(1)噪声干扰。

(2)高温、低温引起中暑或冻伤。

(3)高湿或化学消毒剂使两手等处发生皮肤糜烂,促使皮肤病的发生。

(4)电离辐射如 X 线、γ 射线等引起的放射病。

(5)身体长期固定于某一姿势或用力可能导致机械性损伤。

4.心理危害

主要是精神压力、工作紧张、倒班、生活缺乏规律可致慢性疲劳综合征以及睡眠障碍、代谢紊乱、抑郁等。护理工作的性质是细致的脑力与体力劳动相结合,它要求护理人员思想高度集中,由于精神过度紧张、工作不定时,护理人员易患溃疡病、心脏病、偏头痛、下肢静脉曲张、胃下垂、慢性腰腿痛、慢性肝胆疾病等。同时也会产生不良的心理状态,如精神紧张、焦虑烦躁等。

(二)生物(感染性)危险因素的防护

1.感染途径

为经血传播疾病。护理人员在治疗护理过程中被锐器损伤;通过黏膜或非完整性皮肤接触引起感染;进行日常护理操作后手的带菌率等。

2.经血液传播常见疾病

乙型肝炎、丙型肝炎、艾滋病、其他(疟疾、梅毒、埃博拉出血热等)。

3.职业防护中感染控制的预防原则

护理人员在感染控制的防护中应遵循标准预防的原则。所谓标准预防即认定患者的血液、体液、分泌物、排泄物均具有传染性,需进行隔离,不论是否具有明显的血迹污染或是否接触非完整的皮肤与黏膜,接触者必须采取隔离预防措施。标准预防的基本特点是：既防止血源性疾病的传播又防止非血源性疾病的传播，强调双向防护；既防止疾病从患者传至医务人员，又防止疾病从医务人员传至患者；根据疾病的主要传播途径实施相应的隔离措施，包括接触隔离、空气隔离和微粒隔离。其操作规程包括：①当接触患者的血液、体液、黏膜或破损的皮肤时一定要戴手套。②每次操作完毕或每次脱下手套时彻底洗手。③根据疾病的不同传播途径使用障碍法来保护眼睛、鼻子、嘴和皮肤，如戴双重手套、穿防护衣、戴护目镜或面罩。④严格执行清洁、无菌技术和隔离制度。标准预防的原则主张医护人员要严格执行消毒隔离制度和操作规程，充分利用各种屏障防护用具和设备，减少各种危险行为，最大限度地保护医护人员及患者。

4.防护措施

(1)正确使用和处理锐器，预防锐器损伤：尽可能减少处理针头和锐器的概率。医护人员在进行侵袭性诊疗和护理操作中要保证充足的光线，特别注意被潜在感染的针头和锐器刺伤。禁止直接用手传递针头、刀片等锐器。针头不能重新盖帽、有意弯曲或折断，或用手将针头从注射器上去除。如必须盖帽要用止血钳或用单手持注射器将针头挑起。也可以使用具有安全性能的注射器、输液器等医用锐器，以防刺伤。使用后的锐器应直接放入一次性的耐刺防渗漏的锐器盒内，锐器盒需放在方便处。

(2)锐器损伤时的应急处理：立即在伤口旁从近心端向远心端轻轻挤压，尽可能挤出损伤处的血液，相对减少受污染的程度；用流动自来水和消毒肥皂液清洗(如溅出，用清水冲洗鼻、眼、嘴和皮肤等直接接触部位)；碘伏等皮肤消毒液涂擦伤口等处理。伤后48小时内报告上级并填写临床护士锐器伤登记表，72小时内做乙型肝炎病毒、丙型肝炎病毒和人类免疫缺陷病毒等基础水平检查。可疑暴露于乙型肝炎病毒感染的血液、体液时，应注射乙型肝炎病毒高价抗体和乙肝疫苗；可疑暴露于丙型肝炎病毒感染的血液、体液时，尽快于暴露后做丙型肝炎病毒抗体检查，追踪丙型肝炎病毒抗体，必要时进行干扰素治疗；可疑暴露于人类免疫缺陷病毒感染的血液、体液时，建议使用免疫治疗，受伤后1个月、3个月、6个月定期复查追踪；注意不要献血，捐赠器官及母乳喂养，性生活要用避孕套。

(3)正确洗手和手的消毒：洗手是预防感染传播最经济有效的措施，我国卫健委《医院感染管理规范》对洗手的指征、方法、频次有明确规定。①洗手指征：接触患者前后，特别是在接触有破损的皮肤、黏膜和侵入性操作前后；进行无菌操作前后；戴口罩和穿脱隔离衣前后；接触血液、体液和被污染的物品前后；脱手套后。②洗手方法:采用非接触式的洗手装置实施 6 步洗手法。第一步将手全部用水浸湿取清洁剂,掌心相对,五指并拢,相互揉搓;第二步手心对手背,沿指缝相互揉搓,交换进行;第三步掌心相对,双手交叉沿指缝相互揉搓;第四步一手握另一手大拇指旋转揉搓,交换进行;第五步一手握拳在另一手掌心旋转揉搓,交换进行;第六步将 5 个手指尖并拢在另一手掌心旋转揉搓,交换进行。用流动水冲洗净,时间不少于 15 秒,整个洗手的过程不少于 2 分钟。正确的洗手技术对消除手上的暂住菌具有重要意义,护理人员每天洗手频率应>35 次。③手消毒指征:进入和离开隔离病房、穿脱隔离衣前后;接触血液、体液和被污染的物品前后;接触特殊感染病原体前后。④手消毒方法:用快速手消毒剂揉搓双手;用消毒剂浸泡 2 分钟。⑤常用手消毒剂:氯己定-醇速效消毒剂、0.3%~0.5%碘仿、75%酒精溶液。

(4)选择合适的防护用品:当预料要接触血液或其他体液以及使用被血液或体液污染的物品时应戴手套,手套使用前后,接触无污染的物品前及下一个患者之前应立即脱去;当接触经呼吸道传播和飞沫传播疾病的患者时要戴好口罩和帽子;当预料有可能出现血液或体液溅出时,要加戴眼罩、面罩,避免口、鼻、眼黏膜接触污染的血液或体液。在工作区域要穿工作服,进出隔离病房须穿隔离衣,预料有大量的血液、体液溅出时,必须加穿防渗漏的隔离围裙和靴子。

(三)化学危险因素的防护

1.化学消毒剂灭菌防护

目前医院广泛应用于各种器械、物品、空气消毒灭菌的化学消毒剂为环氧乙烷、戊二醛、臭氧等。国内还有少数医院使用甲醛消毒,这些化学消毒剂可刺激护理人员皮肤、黏膜引起职业性哮喘、肺气肿、肺组织纤维化,能使细胞突变、致癌、致畸,也可引起职业性皮炎。因此,护理人员要认真做好化学消毒剂灭菌的职业防护。选用环氧乙烷灭菌器(12 小时可自动排放毒物),需有专用的房间消毒和排放毒物系统,灭菌后的物品放置一段时间后再使用;接触戊二醛时应戴橡胶手套,防止溅入眼内或吸入,尽量选用对人体无害的消毒剂代替戊二醛;在臭氧消毒期间避免进入消毒区域,消毒后要尽量通风,定期检查空气中臭氧浓度。

2.麻醉废气的防护

手术室的护理人员每天暴露于残余吸入麻醉药的工作环境中,长期吸入使麻醉废气在机体组织内逐渐蓄积产生慢性中毒和遗传的影响(包括突变、致癌、致畸)。所以要重视麻醉废气的管理,建立良好的麻醉废气排放系统,使用密闭性能好的麻醉机减少泄露,并对麻醉机定期进行检测。尽量采用低流量紧闭式复合麻醉,选用密闭度适宜的麻醉面罩。根据麻醉种类及手术大小合理安排手术间,孕妇不安排进房间工作。

3.乳胶手套的防护

护理人员使用的手套大多是一般性能的一次性手套,乳胶成分易引起变态反应。1999年5月,美国感染控制护理协会发表了《手套使用原则》并承诺停止不适当的选择、购买和使用医用手套。英国皇家护理学会和美国感染控制护理协会已经开始全面禁止使用玉米粉末手套。因此,从护理人员健康出发,应尽量选用不含玉米粉的优质手套。

(四)物理危险因素的防护

1.噪声预防

(1)护理人员应自觉保持室内安静,做到"四轻"(说话轻、走路轻、关门轻、操作轻),减少人员参观及陪护。医院对特殊科室如手术室应安装隔音设备。

(2)加强巡视,降低持续及单调的监护声音,减少报警发生,为患者吸痰及做床上浴前,都应先调消音器。

(3)对科室所有仪器、设备进行普查,做好保养与维修,如定时给治疗车轮轴上润滑油。选用噪声小、功能好的新仪器,尽量消除异常噪声。

2.预防颈椎病、腰肌损伤

(1)合理用力,使用省力原则做一切治疗。

(2)加强腰背肌及颈部运动,下班后进行15~20分钟的颈、背部活动,提高肌肉、韧带等组织的韧性及抗疲劳能力,有助于预防颈椎病及腰肌损伤。

(3)睡前用热水袋热敷,以促进局部组织血液循环,有利用组织酸痛消失。

3.放射损伤的防护

(1)屏障防护:护理人员应穿铅制的防护衣或用铅板屏风阻挡放射线。

(2)距离防护:最有效的减少射线的方法为增加距离,护理人员在为带有放射源的患者进行护理时,应注意保持一定的距离。

(3)时间防护:护理人员在护理带有放射源的患者时要事先做好护理计划,安排好护理步骤,尽量缩短与患者接触时间。

(4)对放射源污染的物品:如器械、敷料以及患者的排泄物、体液等必须在去除放射性污染后方能处理或重新使用,处理时应戴双层手套以防手部污染。

(五)心理危害因素的防护

(1)危重患者多、工作量较大时护理管理者要适当增加值班人员,实行弹性排班,合理配置人力,以减轻护理人员的心理压力。

(2)护理人员对生理、心理疲劳要学会自我调节;注意保证充足的休息和睡眠,如感到生活、工作压力过重,可适当休息,以调整体力和情绪。

(3)处理好与上级、同事、患者之间的关系,创造和谐的工作气氛。

(4)多组织集体活动,放松心情,及时释放工作压力,将心理性职业损伤降低到最低限度。

(六)管理层的措施

管理人员要严格执行相关政策及法律法规。思考问题要从防御的角度出发,增强自身的防范意识。认真组织专业人员进行培训教育;提供人力和防护物质上的充分的保障,合理安排,减少忙乱;尽量减少不必要的血液接触;对因工作接触而被感染上的医务人员应有相当优厚的待遇作为保障:如钱的赔偿,终身雇佣等。

二、肿瘤化疗的职业防护

化疗是治疗恶性肿瘤的三大手段之一。广泛应用于临床,但化疗药物在杀伤肿瘤细胞的同时,也对接触这类药物的护理人员和环境造成一定的危害;为了避免这些危害的发生,有关护理人员在工作中需严格遵循化疗防护两个原则:工作人员尽量减少不必要的与抗癌药物接触;尽量减少抗癌药物对环境的污染。

(一)加强化疗防护的护理管理

(1)制订化疗药物操作和防护规程,加强专科护理人员化疗防护知识的培训。

(2)化疗药物进行严格分类及专柜保管,在保管储存药品时要做好标识。

(3)药物使用管理采用国际上较通用的集中式管理,所谓集中式管理指在医院内设静脉液体配制中心专职护士完成化疗药物的配制,然后发送到病房使用。

(4)配药室要安装通风设备,所有的化疗药物均在垂直层流生物安全机内配制,以保证环境的洁净度,避免操作者受到伤害。同时备水源作紧急冲洗之用。并定期对室内空气进行检化。

(5)实行轮流配药操作,尽量延长每个人接触化疗药物的周期。

(6)建立健康档案,定期对有关人员进行体格检查,包括白细胞计数、分类及血小板的变化。

(二)化疗操作护理防护措施

(1)个人防护:护理人员在进行化疗操作时,使用一次性防渗漏的隔离衣,戴帽子、口罩及双层手套(一层聚乙烯手套和一层乳胶手套),并戴上眼罩。

(2)配药时的防护。①抽取瓶装化疗药物时,应用无菌纱布裹住针头和瓶塞部位,以防药液外渗或外溅。溶解后的药瓶要抽气,防止瓶内压力过高致药液向外喷溅。②使用冷冻剂安瓿时,先用砂轮轻锯安瓿颈部,然后用无菌纱布包裹掰开。注入溶剂时缓慢由瓶壁注入瓶底,待药粉浸透后再摇动。③抽吸药液不能超过注射器容量的3/4。

(3)无菌注射盘用聚乙烯薄膜铺盖,用后按化疗废弃物处理。

(4)从滴管内静脉推注药液要缓慢注入,防止药液外溢。如需推排注射器或滴管内的空气,要用无菌纱布覆盖针头和滴管开口,以吸收不小心排出的药液。

(5)如不慎药液溅到皮肤上或眼里,立即用大量清水或生理盐水冲洗。

(6)遇药液溢到桌面或地上。应用吸墨纸吸尽,再用肥皂及水擦洗。

(7)操作完毕脱弃手套后应洗手、洗脸。

(8)护理人员不能在工作区吃东西。

(三)化疗废弃物及污染的处理

(1)化疗废物应与其他垃圾分开管理,存放在坚固、防漏、带盖的容器中。并在上标明"细胞毒性废弃物",按有毒垃圾处理。

(2)化疗患者的各类标本及排泄物,避免直接接触。水池、抽水马桶用后反复用水冲洗。

三、艾滋病护理防护

维护医护人员的职业安全,杜绝或减少医护人员在工作中发个职业暴露感染艾滋病及医源性感染的发生,世界卫生组织向全球医护人员推荐"普遍性预防"和"标准预防"的策略;我们要求在"标准预防"的基础上对感染易发因素采取有针对性的防护。

(一)预防暴露

1.洗手

洗手是控制 HIV 传播最重要的方法。接触患者后需严格按照六步洗手法擦洗整个手的皮肤并用流动水彻底冲洗。特别是被血液或其他体液污染时,必须立即洗手或进行手的消毒,脱弃手套后还要洗手。洗手是护理人员接触患者前要做的第一件事,也是离开患者或隔离区域前要做的最后一件事。

2.使用防护用品

当直接接触到血和体液时,必须使用防护用品,选择何种防护用品或方法需考虑以下内容:接触到血液或体液的可能性;体液的种类;可能遇到血液或体液的量;是否是已知的 HIV 患者。

(1)手套的使用:进行采血、注射、清洁伤口、处理污物等工作估计可能接触到血液或体液时,需戴手套。不同性质的工作采用不同的手套。处理污物、打扫卫生时戴厚手套。做较精细的操作戴薄而合手的手套。无菌手套只用于侵入性操作。一次性手套不可重复使用,戴手套前或脱手套后均要洗手。

(2)口罩、眼罩、面罩的使用:在进行有可能出现血液或体液飞沫溅出的操作中,要戴口罩、眼罩、面罩,避免口、鼻、眼黏膜接触污染的血液或体液。

(3)使用隔离衣、隔离围裙和其他的保护衣:在工作区域要穿工作服,在有可能出现血液或体液外溅时必须穿隔离衣,如果有大量的血液、体液时,必须穿隔离衣、隔离围裙和靴子。

(4)如有皮肤破损时尽量避免进行外科手术等可能接触到血液、体液的操作,如果进行,破损皮肤必须用防水敷料包扎,另戴 2～3 层手套。

(5)接触过血液、体液又需再用的医疗器械,要先用清水冲洗在经高温或消毒剂消毒。

3.使用锐器时的安全操作方法

(1)禁止双手回套针帽,没有可利用的条件,可用单手操作方法。

(2)任何时候,不要弯曲、损坏或剪割针,当手中拿着一支针时不要做与操作无关动作。

(3)不要把针放在任何不适当的地方。

(4)使用不易穿透的容器保存或处理,不要用力将锐利器具放入已经过满的容器,不要将手指伸入容器内。

(5)传递锐器时使用安全的器皿,并在传递的过程中给予提示。

(6)如果可能的话,使用钝针,不要盲缝。

4.处理使用过锐器时的安全操作方法

(1)使用过的锐器应尽快进行处置。

(2)把注射器与针头的处置作为一个单独的处置步骤。

(3)分类放置用后锐器和其他垃圾的容器结构应符合 BS7320 标准,这是1990 年制订的并得到了联合国的批准。

(4)搬运锐器盒时护理人员必须穿防护服,并与身体保持一定距离。

(5)在销毁用过的注射器前,锐器盒必须是密封的,并放置在一个可靠的防护严密的区域内。

(二)暴露后预防

医护人员发生 HIV 职业暴露后,应当立即按照实施局部处理、报告与记录、暴露的评估、暴露源的评估、暴露后预防、随访和咨询等步骤进行处理。

1.局部处理

用肥皂液和流动水清洗污染的皮肤,用生理盐水冲洗黏膜,如有伤口应当在伤口旁轻轻挤压,尽可能挤出损伤处的血液,再用肥皂液和流动水进行冲洗;禁止进行伤口的局部挤压。受伤部位的伤口冲洗后,应当用消毒液,如 75%酒精或者 0.5%碘仿进行消毒,并包扎伤口;被暴露的黏膜,应当反复用生理盐水冲洗干净。

2.记录与报告

(1)记录暴露的基本情况:暴露发生的日期、时间、发生地点,如何发生;暴露部位,有关器具的型号等;污染物的类型,数量,暴露的严重程度。

(2)记录暴露源的情况:污染物是否含有 HIV、HBV 或 HCV,如来源于 HIV 患者应记录患者的疾病分期、CD_4 及病毒载量、抗病毒情况、耐药等信息。

(3)记录暴露者的情况:HBV 接种及抗体反应;以前的 HIV 抗体检测情况;相关病史及用药情况;妊娠或哺乳。

(4)报告:向职业暴露管理部门报告,并注意保密。当地卫生防疫站应建立"艾滋病职业暴露人员个案登记表"。

3.暴露的评估

HIV 职业暴露级别分为 3 级。

(1)一级暴露:暴露源为体液、血液或含有体液、血液的医疗器械、物品;暴露类型为暴露源污染了有损伤的皮肤或黏膜,暴露量小且暴露时间较短。

(2)二级暴露:暴露源为体液、血液或含有体液、血液的医疗器械、物品;暴露类型为暴露源污染了有损伤的皮肤或黏膜,暴露量大且暴露时间较长,或暴露类型为暴露源刺伤或割伤皮肤,但损伤程度较轻,为表皮擦伤或针刺伤。

(3)三级暴露:暴露源为体液、血液或含有体液、血液的医疗器械、物品;暴露类型为暴露源刺伤或割伤皮肤,但损伤程度较重,为深部伤口或者割伤物有明显可见的血液。

4.暴露源的评估

暴露源的病毒载量水平可分为 3 种类型(轻度、重度和暴露源不明)。

(1)轻度类型:经检验暴露源为 HIV 阳性,但滴度低,HIV 感染者无临床症状、CD$_4$ 计数正常者。

(2)重度类型:经检验暴露源为 HIV 阳性,但滴度高、HIV 感染者有临床症状、CD$_4$ 计数低者。

(3)暴露源不明显型:不能确定暴露源是否为 HIV 阳性。

5.暴露后预防

根据暴露级别和暴露源病毒载量水平对发生 HIV 职业暴露的医护人员实施预防性用药方案。预防性用药方案分为基本用药程序和强化用药程序。

(1)基本用药程序:为两种反转录酶制药(如齐多夫定、双脱氧胞苷等),使用常规治疗剂量,连续使用 28 天。

(2)强化用药程序:是在基本用药程序的基础上,同时增加一种蛋白酶抑制药(如沙奎那韦、英地那韦等),使用常规治疗剂量,连续使用 28 天。

(3)预防性用药:应当在发生 HIV 职业暴露后尽早开始,最好在 4 小时内实施,最迟不得超过 24 小时;即使超过 24 小时,也应实施预防性用药。

6.随访和咨询

医护人员发生 HIV 职业暴露后,医疗卫生机构应当给予随访和咨询。随访和咨询的内容包括在暴露后的第 4 周、第 8 周、第 12 周及 6 个月时对 HIV 抗体进行监测;对服用药物的毒性进行监控和处理;观察和记录 HIV 感染的早期症状;追踪暴露源 HIV 的耐药性等。

(三)血标本及其他标本的处理

(1)血标本应放在带盖的试管内,然后放在密闭的容器中送检,送检时应戴手套。

(2)如果标本的容器外有明显的血液或体液污染,必须用消毒剂消毒清理干净。

(3)所有的标本均应醒目标明"小心血液,提防污染"的标志。以防止标本在运送的过程中溅洒外溢。

(四)血渍及外溅体液的处理

(1)操作者必须戴手套。

(2)含氯消毒剂浸洒在血渍上 15~30 分钟。用可弃的纸巾擦去。

(3)再用含氯消毒剂清洗一次,丢弃纸巾和手套按生物废弃物处理。

(4)完成上述工作后彻底清洗双手。

(五)医疗废物的处理

(1)严格分类收集医疗垃圾,对于 HIV 阳性患者使用的生活垃圾按医疗垃圾处理。

(2)一次性的锐器使用完后,应放入锐器盒中,该锐器盒应尽量放在操作区域附近。其他的感染性敷料及手术切除组织器官应放入特制的有黑色的"生物危害"标识黄色垃圾袋内,由专人回收。记录回收数量,做好交接签字。

(3)接触过 HIV 血液或体液的一次性医疗用品用不透水的双层胶袋包好,贴上标志,焚烧处理。

(4)运送人员在运送医疗废物时.应当防止造成包装物或容器破损和医疗废物的流失、泄漏和扩散,并防止医疗废物直接接触身体。

四、呼吸道传染病的护理防护

呼吸道传染病是医院常见的一种传染病,疾病的发生有明显的季节性,好发于冬春两季。如流感、风疹、麻疹、流行性脑脊髓膜炎、腮腺炎、高致病性禽流感等,尤其是给大家留下深刻印象的"传染性非典型肺炎(SARS)"由于强传染性和医护人员的高感染率曾引起社会各界的高度重视,目前我国卫健委已经将SARS 列为法定传染病。护理人员密切接触患者,属于高度易感人群,必须重视预防工作。认真做好呼吸道传染病的防护,保证护理人员的身体健康。

(一)护理人员防护的总体要求

(1)加强对护理人员呼吸道传染病防护的培训工作。可采用开办学习班、举行座谈会,观看幻灯录像、科技电影,办墙报或黑板报等多种形式,不断增强护理人员呼吸道传染病的自我防护意识。

(2)护理人员是 SARS、流感等呼吸道传染病的高暴露职业人群。因此,应设有感染监控员,负责保证护理人员的健康及感染的控制。建立护理人员观察记录单。每天检测体温及呼吸道相关症状并做好记录,及时掌握护理人员的身体变化情况。并对患病的人员做到早隔离、早治疗,避免医院内发生医源性的呼吸道传染病的流行。

(3)加强通风和空气消毒,特殊病区要安装通风设备,加强空气流通,并根据气候条件适时调节。

(4)护理人员必须掌握消毒隔离知识及技能。①严格区分三区二线:即清洁区、污染区、半污染区;清洁路线及污染路线。②做到"四严":清洁污染划分严;污染物品消毒严;新来人员培训严;互相提醒监督严。③认真执行消毒隔离制度,把好"三关",即局限污染区,就地消毒;控制中间期,少受污染;保护清洁区,不受污染。

(5)护理人员进出隔离单位要严格按隔离要求着装,从清洁区进入隔离区前要有专人检查是否符合着装标准,下班后要进行卫生通过后方能离开。

(6)隔离服装必须符合中华人民共和国国家标准。严格区分管理,不同区域服装应有标志。不可将污染区服装穿入半污染区或清洁区。

(7)合理安排护理人员的班次,保证护理人员得到充分休息,加强营养并给予预防性用药,做好人群主动免疫和被动免疫。同时在护理人员中,提倡适当的体育锻炼,增强体质,以有效抵御流感等呼吸道传染性疾病。

(8)在 SARS 病区工作的护理人员必须进行医学检测,隔离检测半月后方能解除隔离。

(二)护理人员防护物品的穿脱流程

1.从清洁区进入半污染区前

洗手→戴工作帽→戴防护口罩(12 层以上棉纱口罩)→穿防护衣→戴手套→换工作鞋。

2.从半污染区进入污染区前

洗手→戴一次性工作帽→戴一次性 N95 口罩→戴防护眼镜→穿隔离衣→戴外层手套→戴鞋套。

3.从污染区进入半污染区前

护理人员需戴手套在 2 000 mg/L 含氯消毒液中浸泡 3 分钟后依次将外层全部脱掉:摘防护眼镜→摘一次性 N95 口罩→脱一次性工作帽→脱隔离衣→摘鞋套→摘手套。

4.从半污染区进入清洁区前

先用百能快速消毒液消毒双手:脱防护衣→摘防护口罩(12 层以上棉纱口罩)→摘工作帽→脱工作鞋→摘手套→清洁双手。

(三)卫生员工作流程与污染物品的出入流程

1.病区卫生员工作流程

按照进工作区要求穿一般工作服和帽子→经清洁路线进入隔离区→打扫清洁区卫生→将清洁区焚烧垃圾装入黄色垃圾袋封口、将回收物品装入黑色垃圾袋封口→移至半污染区门口→按进入半污染区隔离要求穿戴整齐→进入半污染区→将清洁区垃圾移至污染区门口→打扫半污染区卫生→将半污染区垃圾分别装入黄色、黑色垃圾袋封口→移至污染区门口→按进入污染区隔离要求穿戴整齐→进入污染区→打扫污染区卫生→将各区垃圾或回收物品注明标签并在封口处喷上 2 g/L 84 消毒液一并带出污染区→经污染路线送至指定位置处理。

2.污染物品的处理

(1)所有一次性物品在患者使用后均放入黄色垃圾袋内,双层封扎在封口处喷上 2 g/L 含氯消毒液放在指定地点,由卫生员送焚烧地点焚烧。

(2)所有使用后的治疗、护理用物(如输液器、注射器、吸氧管等)均放入黄色垃圾袋内按焚烧垃圾处理。注意各种锐器应放在锐器盒内,按使用锐器时的安全操作方法处理。

(3)可回收重复使用的防护物品包括防护服、隔离衣,防护口罩,工作帽等,分类在 2 g/L 含氯消毒液中浸泡 30 分钟,拧干后用双层布袋扎紧开口,由专人送至指定地点先消毒再洗涤,清洗后的物品送供应室进行高压消毒后备用。

(四)医疗设备的消毒

1.体温计消毒

使用后用 75%酒精浸泡 15～30 分钟后干燥备用。血压计、听诊器每次使用前后用 75%酒精擦拭消毒。使用一次性压舌板。

2.湿化瓶的消毒

将用后的湿化瓶浸泡在 2 g/L 的含氯消毒液中 30 分钟,清水冲洗后备用。使用一次性鼻导管。

3.床边 X 线机、心电图机及监护仪的消毒

使用后及时用 0.5 g/L 含氯消毒液进行表面擦拭消毒。各种探头等精密仪器设备表面用 75%酒精擦拭消毒 2 次。

(五)环境的消毒保洁

1.隔离区空气消毒

病房、内走廊空气用 0.5%过氧乙酸行喷雾消毒或用三氧消毒机照射密闭 2 小时,有人的房间用多功能动态杀菌机照射 2 小时,2 次/天。消毒完毕后充分通风,通风是空气消毒最好的方法。外走廊用 0.5%过氧乙酸行喷雾消毒,2 次/天。

2.隔离区内物体表面消毒

用 1 g/L 含氯消毒液擦拭桌、台面、门把手及其他物体表面,2 次/天。地面

用 2 g/L 含氯消毒液拖地,2 次/天,污染时随时消毒。清洁用具分区使用。使用后的清洁用具分别浸入 2 g/L 含氯消毒液浸泡 30 分钟,清水冲净晒干备用。清洁区、污染区、半污染区各区域门口放置浸有 2 g/L 含氯消毒液脚垫,不定时补充喷洒消毒液,保持脚垫湿润。

3.患者的排泄物、分泌物及时消毒处理

可在患者床旁设置加盖的容器,装入足量的 2 g/L 含氯消毒液,作用 30～60 分钟后倾倒。容器再次用 2 g/L 含氯消毒液浸泡 30～60 分钟后使用。

第三章 神经内科护理

第一节 癫 痫

一、概念和特点

癫痫是由不同病因导致脑部神经元高度同步化异常放电所引起的,以短暂性中枢神经系统功能失常为特征的慢性脑部疾病,是发作性意识丧失的常见原因。因异常放电神经元的位置和异常放电波及的范围不同,患者可表现为感觉、运动、意识、精神、行为、自主神经功能障碍。每次发作或每种发作的过程称为痫性发作。

癫痫是一种常见病,流行病学调查显示其发病率为 5‰～7‰,全国有650 万～910 万患者。癫痫可见于各个年龄组,青少年和老年是癫痫发病的两个高峰年龄段。

二、病理生理

癫痫的病理改变呈现多样化,我们通常将癫痫病理改变分为两类,即引起癫痫发作的病理改变和癫痫发作引起的病理改变,这对于明确癫痫的致病机制以及寻求外科手术治疗具有十分重要的意义。

海马硬化肉眼可见海马萎缩、坚硬,组织学表现为双侧海马硬化病变多呈现不对称性,往往发病一侧有明显的海马硬化表现,而另一侧海马仅有轻度的神经元脱失。镜下典型表现是神经元脱失和胶质细胞增生,且神经元的脱失在癫痫易损区更为明显。

三、发病机制

神经系统具有复杂的调节兴奋和抑制的机制,通过反馈活动,使任何一组神经元的放电频率不会过高,也不会无限制地影响其他部位,以维持神经细胞膜电位的稳定。无论是何种原因引起的癫痫,其电生理改变是一致的,即发作时大脑神经元出现异常的、过度的同步性放电。其原因为兴奋过程的过盛、抑制过程的衰减和/或神经膜本身的变化。脑内最重要的兴奋性递质为谷氨酸和天门冬氨酸,其作用是使钠离子和钙离子进入神经元,发作前,病灶中这两种递质显著增加。不同类型癫痫的发作机制可能与异常放电的传播有关:异常放电被局限于某一脑区,表现为局灶性发作;异常放电波及双侧脑部,则出现全面性癫痫;异常放电在边缘系统扩散,引起复杂部分性发作,异常放电传至丘脑神经元被抑制,则出现失神发作。

四、病因与诱因

癫痫病根据其发病原因的不同通常分原发性(也称特发性)癫痫、继发性(也称症状性)癫痫以及隐源性癫痫。

原发性癫痫病指病因不清楚的癫痫,目前临床上倾向于由基因突变和某些先天因素所致,有明显遗传倾向。继发性癫痫病是由多种脑部器质性病变或代谢障碍所致,这种癫痫病比较常见。

(一)年龄

特发性癫痫与年龄密切相关。婴儿痉挛症在 1 岁内起病,6～7 岁为儿童失神发作的发病高峰期,肌阵挛发作在青春期前后起病。

(二)遗传因素

在特发性和症状性癫痫的近亲中,癫痫的患病率分别为 1%～6% 和 1.5%,高于普通人群。

(三)睡眠

癫痫发作与睡眠-觉醒周期关系密切,全面强直-阵挛发作常发生于晨醒后,婴儿痉挛症多于醒后和睡前发作。

(四)环境因素

睡眠不足、疲劳、饥饿、便秘、饮酒、情绪激动等均可诱发癫痫发作,内分泌失调、电解质紊乱和代谢异常均可影响神经元放电阈值而导致癫痫发作。

五、临床表现

(一)共性

所有癫痫发作都有的共同特征,包括发作性、短暂性、重复性、刻板性。

(二)个性

不同类型癫痫所具有的特征,如全身强直-阵挛性发作的特征是意识丧失、全身强直性收缩后有阵挛的序列活动;失神发作的特征是突然发生、迅速终止的意识丧失;自动症的特征是伴有意识障碍的,看似有目的,实际无目的的行动,发作后遗忘是自动症的重要特征。

评估癫痫的临床表现时,需了解癫痫整个发作过程如发作方式、发病频率、发作持续时间,包括当时环境,发作时姿态,面色、声音、有无阵挛性抽搐和喷沫,有无自主神经症状、自动症或行为、精神失常及发作持续时间等。

癫痫每次发作及每种发作的短暂过程称为痫性发作。依据发作时的临床表现和脑电图特征可将痫性发作分为不同临床类型(表 3-1)。

表 3-1　国际抗癫痫联盟癫痫发作分类

分类	发作形式
部分性发作	单纯部分性:无意识障碍
	复杂部分性:有意识障碍
	部分性继发全身发作:部分性发作起始发展为全面性发作
全面性发作	失神发作
	强直性发作
	阵挛性发作
	强直性阵挛性发作
	肌阵挛发作
	失张力发作
不能分类的发作	起源不明

1.部分性发作

部分性发作包括单纯部分性发作、复杂部分性发作、部分性继发全身性发作3类。

(1)单纯部分性发作:除具有癫痫的共性外,发作时意识始终存在,发作后能复述发作的生动细节是单纯部分性发作的主要特征。①运动性发作:身体某一局部发生不自主抽动,多见于一侧眼睑、口角、手指或足趾也可波及一侧面部肢体。②感觉性发作:一侧肢体麻木感和针刺感,多发生于口角、手指、足趾等部位,特殊感觉性发作可表现为视觉性(闪光、黑蒙)、听觉性、嗅觉性和味觉性发作。③自主神经性发作:全身潮红、多汗、呕吐、腹痛、面色苍白、瞳孔散大等。④精神性发作:各种类型的记忆障碍(似曾相识、强迫思维)、情感障碍(无名恐惧、忧郁、愤怒等)、错觉(视物变形、声音变强或变弱)、复杂幻觉等。

（2）复杂部分性发作:占成人癫痫发作的50%以上,有意识障碍,发作时对外界刺激无反应,以精神症状及自动症为特征,病灶多在颞叶,故又称颞叶癫痫。①自动症:指在癫痫发作过程中或发作后意识模糊状态下出现的具有一定协调性和适应性的无意识活动。自动症均在意识障碍的基础上发生,表现为反复咀嚼、舔唇、或反复搓手、不断穿衣、解衣扣,也可表现为游走、奔跑、乘车上船,还可以出现自言自语、唱歌、或机械重复原来的动作。②仅有意识障碍。③先有单纯部分性发作,继之出现意识障碍。④先有单纯部分性发作,后出现自动症。

（3）部分性继发全身性发作:先出现部分性发作,随之出现全身性发作。

2.全面性发作

最初的症状学和脑电图提示发作起源于双侧脑部者,这种类型的发作多在发作初期就有意识丧失。

（1）强直-阵挛发作:意识丧失和全身抽搐为特征,表现全身骨骼肌持续性收缩,四肢强烈伸直,眼球上翻,呼吸暂停,喉部痉挛,发出叫声,牙关紧闭,意识丧失。持续10～20秒后出现细微的震颤,继而出现连续、短促、猛烈的全身屈曲性痉挛,阵挛的频率达到高峰后逐渐减慢至停止,一般持续30秒左右。阵挛停止后有5～8秒的肌肉弛缓期,呼吸先恢复,心率、血压、瞳孔等恢复正常,可发现大小便失禁,5～10分钟意识才完全恢复。

（2）强直性发作:表现为与强直-阵挛性发作中强直期的表现,常伴有明显的自主神经症状如面色苍白等。

（3）阵挛性发作:类似全身强直-阵挛性发作中阵挛期的表现。

（4）失神发作:儿童期起病,青春期前停止发作。发作时患者意识短暂丧失,停止正在进行的活动,呼之不应,两眼凝视不动,可伴咀嚼、吞咽等简单的不自主动作,或伴失张力如手中持物坠落等。发作过程持续5～10秒,清醒后无明显不适,继续原来的活动,对发作无记忆。每天发作数次至数百次不等。

（5）肌阵挛发作:系头、颈、躯干和四肢突然短暂单次或反复肌肉抽动,累及一侧或两侧肢体的某一肌肉的一部分或整块肌肉,甚至肌群。发作常不伴有意识障碍,睡眠初醒或入睡过程易犯,还可呈成串发作。累及全身时常突然倒地或从椅子中弹出。

(6)失张力发作:部分或全身肌肉张力突然降低导致垂颈、张口、肢体下垂和跌倒。持续数秒至1分钟。

六、辅助检查

脑电图、脑电地形图、动态脑电图监测:可见明确病理波、棘波、尖波、棘-慢波或尖-慢波。如为继发性癫痫应进一步行头颅 CT、头颅 MRI、MRA、DSA、PET 等检查评估,发现相应的病灶。

脑电生理检查是诊断癫痫的首选检查,脑电图检查(EEG)是将脑细胞微弱的电活动放大 10^6 倍而记录下来,癫痫波常为高波幅的尖波、棘波、尖慢波或棘慢综合波。

应用视频脑电图系统可进行较长时间的脑电图记录和患者的临床状态记录,使医师能直接观察到脑电图上棘波发放的情况及患者临床发作的情况,可记录到多次睡眠 EEG,尤其是在浅睡状态下发现异常波较清醒状态可提高 80%,为癫痫的诊断、致痫灶的定位及癫痫的分型提供可靠的依据。

影像学检查是癫痫定位诊断的最佳手段。CT 和 MRI 检查可以了解脑组织形态结构的变化,进而作出病变部位和性质的诊断。

七、治疗

(一)治疗原则

药物治疗为主,达到控制发作或最大限度地减少发作次数;没有或只有轻微的不良反应;尽可能不影响患者的生活质量。

(二)病因治疗

有明确病因者首先进行病因治疗,如手术切除颅内肿瘤、药物治疗寄生虫感染、纠正低血糖、低血钙等。

(三)发作时治疗

立即让患者就地平卧;保持呼吸道通畅,吸氧;防止外伤及其他并发症;应用地西泮或苯妥英钠预防再次发生。

发作间歇期治疗:服用抗癫痫药物。

八、护理评估

(一)一般评估

1.生命体征

癫痫发作时心率增快,血压升高。由于患者意识障碍,牙关紧闭,呼吸道分泌物增多等因素影响,很可能导致呼吸减慢甚至暂停,引起缺氧。

2.患者主诉

(1)诱因:发病前有无疲劳、饥饿、便秘、经期、饮酒、感情冲动、一过性代谢紊乱和变态反应等因素影响;过去是否患者什么重要疾病,如颅脑外伤、脑炎、脑膜炎、心脏疾病;家族成员是否有癫痫患者或与之相关疾病者。

(2)发作症状:发作时有无意识障碍、时间和地点的定向障碍、记忆丧失,身体或局部的不自主抽动程度及持续时间。

(3)发病形式:发作的频率,持续时间及复发的时间,症状的部位、范围、性质、严重程度等。

(4)既往检查、治疗经过及效果,是否有遵医嘱治疗。目前情况包括使用药物的名称、剂量、用法和有无不良反应。

3.相关记录

患者年龄、性别、体重、体位、饮食、睡眠、皮肤、出入量、NIHSS 评分、GCS 评分、Norton 评分、吞咽功能障碍评定、癫痫发作评估表等记录结果。

(二)身体评估

1.头颈部

患者意识是否清楚,是否存在感觉异常和幻觉现象。眼睑是否抬起,眼球是否上窜或向一侧偏转,两侧瞳孔是否散大、瞳孔对光反射是否消失;角膜反射是否正常。面部表情是否淡漠、颜色是否发绀,有无面肌抽动。有无牙关紧闭,口舌咬伤,吞咽困难、饮水呛咳,有无声音嘶哑或其他语言障碍。咽反射是否存在或消失。

2.胸部

肺部听诊是否异常,防止舌后缀或口鼻分泌物阻塞呼吸道。

3.腹部

患者有无腹胀,有无大、小便失禁,并观察大小便的颜色、量和性质,听诊肠鸣音有无减弱。

4.四肢

四肢有无震颤、抽搐、肌阵挛等不自主运动或瘫痪,四肢有无外伤等。四肢肌力及肌张力,痛刺激有无反应。抽搐后肢体有无脱臼。

(三)心理-社会评估

癫痫是一种慢性疾病,且顽固性癫痫长期反复发作,严重影响日常工作学习,降低生活质量,加之担心随时可能发作,患者不但忍受着躯体的痛苦,还受着家庭的歧视、社会的偏见,而这一切深深地影响患者的身心健康,患者有时会感到恐惧、焦虑、紧张、情绪不稳等,因此对癫痫患者进行社会心理评估,进行思想上的疏导,使其生活在一个良好的生活环境里,从而保持愉快的心情、良好的情绪以积极的态度面对疾病。

目前癫痫患者社会心理评估主要包括语言能力测试、记忆能力测试、智力水平测试,以及生活质量评估。

(四)用药评估

癫痫患者用药评估包含以下几个方面:用药依从性(包括漏服情况和按时用药情况)、对药品知识的知晓程度、患者用药的合理性(包括平均用药品种数和按等间隔用药情况)、癫痫症状的控制情况,以治疗前 3 个月内患者的各种发作类型发作频度记录为基线,与治疗后 6 个月的发作频度进行比较,以发作频度减少50%为有效标准、患者用药的安全性(包括出现药品不良反应和血药浓度监测)情况、患者的复诊率以及对用药教育的满意度。

九、主要护理诊断/问题

(1)有窒息的危险:与癫痫发作时意识丧失、喉痉挛、口腔和气道分泌物增多有关。

(2)有受伤的危险:与癫痫发作时意识突然丧失,判断力失常有关。

(3)知识缺乏:缺乏长期、正确服药的知识。

(4)气体交换受损:癫痫持续状态、喉头痉挛所致呼吸困难或肺部感染有关。

(5)潜在并发症:脑水肿、酸中毒、水和电解质紊乱。

十、护理措施

(一)保持呼吸道通畅

置患者于头低侧卧位或平卧位头偏向一侧;松开领带和衣扣,解开腰带;取下活动性义齿,及时清除口腔和鼻腔分泌物;立即放置压舌板,必要时用舌钳将舌拖出,防止舌后坠阻塞呼吸道;癫痫持续状态者插胃管鼻饲,防止误吸,必要时备好床旁吸引器和气管切开包。

(二)病情观察

密切观察生命体征及意识、瞳孔变化,注意发作过程中有无心率增快、血压升高、呼吸减慢或暂停、瞳孔散大、牙关紧闭、大小便失禁等;观察并记录发作的类型、发作频率与发作持续时间;观察发作停止后患者意识完全恢复的时间,有无头痛、疲乏及行为异常。

(三)发作期安全护理

告知患者有前驱症状时立即平卧;活动状态时发作,陪伴者应立即将患者缓慢置于平卧位,防止外伤,切忌用力按压患者抽搐肢体,以防骨折和脱臼;将压舌板或筷子、纱布、手绢、小布卷等置于患者口腔一侧上下臼齿之间,防止舌、口唇和颊部咬伤;用棉垫或软垫对跌倒时易擦伤的关节加以保护;癫痫持续状态、极度躁动或发作停止后意识恢复过程中有短时躁动的患者,应由专人守护,加保护性床栏,必要时用约束带适当约束。遵医嘱立即缓慢静脉注射地西泮,快速静脉滴注甘露醇,注意观察用药效果和有无出现呼吸抑制,肾脏损害等不良反应。

(四)发作间期安全护理

给患者创造安全、安静的休息环境,保持室内光线柔和,无刺激;床两侧均安装带床栏套的床栏;床旁桌上不放置热水瓶,玻璃杯等危险物品。对于有癫痫发作病史并有外伤病史的患者,在病室内显著位置放置"谨防跌倒,小心舌咬伤"的警示牌,随时提醒患者、家属及医护人员做好防止发生意外的准备。

(五)心理护理

对癫痫患者心理问题疏导应从其原因入手,建立良好的沟通技巧,通过鼓励、疏导的方式解除其精神负担,进行情感交流,提高自尊和自信,以积极配合治疗。同时消除患者家属的偏见和歧视,使患者得到家庭的支持,以提高治疗效果。

(六)健康教育

1.服药指导

讲解按医嘱规范用药的重要意义,特别强调按期限、按时间、按用量服药对病情控制的重要性,擅自停、换药物和私自减量对机体的危害,强化患者或家属重视疾病及服药,积极配合治疗,如有漏服,一般在下一次服药时补上。定期检测血药浓度,并调整药物剂量。

2.生活指导

对患者和家属进行癫痫知识的宣教,如疾病的病因、发病机制、症状、治疗等,宣教中与患者建立良好的护患关系,进行全程健康教育、个体化教育。癫痫患者生活中要注意生活规律、注意休息、保持充足的睡眠、适当运动、增强机体抵抗力,避免剧烈运动,尽量避免疲劳和减少参加一些带电磁辐射的娱乐活动。不宜从事高空、水上作业、驾驶等带有危险性的工作。饮食宜清淡,不吃辛辣刺激性食物和兴奋性食品如可乐、浓茶等,戒烟酒,保持大便通畅。告知患者外出时随身携带写有姓名、年龄、所患疾病、住址、家人联系方式的信息卡。在病情未得到良好控制时,室外活动或外出就诊时应有家属陪伴,佩戴安全帽。特发性癫痫且有家族史的女患者,婚后不宜生育,双方均有癫痫,或一方有癫痫,另一方有家族史者不宜结婚。

3.就诊指标

患者出现意识障碍,精神障碍,某一局部如眼睑、口唇、面部甚至四肢肌肉不自主抽动,口吐白沫等症状时应立即就诊;服药期间应定期复诊,查血常规、肝功能和血药浓度,监控药物疗效及不良反应,调整用药。

十一、护理效果评估

(1)患者呼吸道通畅,无窒息发生。

(2)患者无跌倒、无损伤发生。

(3)患者癫痫控制良好,且无药物不良反应发生。

第二节 偏 头 痛

偏头痛是一类发作性且常为单侧的搏动性头痛。发病率各家报告不一,Solomon 描述约 6% 的男性,18% 的女性患有偏头痛,男女之比为 1∶3;Wilkinson 的数字为约 10% 的英国人口患有偏头痛;Saper 报告在美国约有 2 300 万人患有偏头痛,其中男性占 6%,女性占 17%。偏头痛多开始于青春期或成年早期,约 25% 的患者于 10 岁以前发病,55% 的患者发生在 20 岁以前,90% 以上的患者发生于 40 岁以前。在美国,偏头痛造成的社会经济负担为 10 亿~17 亿美元。在我国也有大量患者因偏头痛而影响工作、学习和生活。多数患者有家庭史。

一、病因与发病机制

偏头痛的确切病因及发病机制仍处于讨论之中。很多因素可诱发、加重或缓解偏头痛的发作。通过物理或化学的方法,学者们也提出了一些学说。

(一)激发或加重因素

对于某些个体而言,很多外部或内部环境的变化可激发或加重偏头痛发作。

(1)激素变化:口服避孕药可增加偏头痛发作的频度;月经是偏头痛常见的触发或加重因素(周期性头痛);妊娠、性交可触发偏头痛发作(性交性头痛)。

(2)某些药物:某些易感个体服用硝苯地平、硝酸异山梨酯或硝酸甘油后可出现典型的偏头痛发作。

(3)天气变化:特别是天气转热、多云或天气潮湿。

(4)某些食物添加剂和饮料:最常见者是酒精性饮料,如某些红葡萄酒;奶制品,奶酪,特别是硬奶酪;咖啡;含亚硝酸盐的食物,如汤、热狗;某些水果,如柑橘类水果;巧克力(巧克力性头痛);某些蔬菜;酵母;人工甜食;发酵的腌制品如泡菜;味精。

(5)运动:头部的微小运动可诱发偏头痛发作或使之加重,有些患者因惧怕乘车引起偏头痛发作而不敢乘车;踢足球的人以头顶球可诱发头痛(足球运动员偏头痛);爬楼梯上楼可出现偏头痛。

(6)睡眠过多或过少。

(7)一顿饭漏吃或延后。

(8)抽烟或置身于烟中。

(9)闪光、灯光过强。

(10)紧张、生气、情绪低落、哭泣(哭泣性头痛);很多女性逛商场或到人多的场合可致偏头痛发作;国外有人骑马时尽管拥挤不到一分钟,也可使偏头痛加重。

在激发因素中,剂量、联合作用及个体差异尚应考虑。如对于敏感个体,吃一片橘子可能不致引起头痛,而吃数枚橘子则可引起头痛。有些情况下,吃数枚橘子也不引起头痛发作,但如同时有月经的影响,这种联合作用就可引起偏头痛发作。有的个体在商场中待一会儿即出现发作,而有的个体仅于商场中久待才出现偏头痛发作。

偏头痛尚有很多改善因素。有人于偏头痛发作时静躺片刻,即可使头痛缓解。有人于光线较暗淡的房间闭目而使头痛缓解。有人于头痛发作时喜以双手压迫双颞侧，以期使头痛缓解，有人通过冷水洗头使头痛得以缓解。妇女绝经后及妊娠 3 个月后偏头痛趋于缓解。

(二)有关发病机制的几个学说

1.血管活性物质

在所有血管活性物质中，5-羟色胺(5-HT)学说是学者们提及最多的一个。人们发现偏头痛发作期血小板中 5-HT 浓度下降，而尿中 5-HT 代谢物 5-HT 羟吲哚乙酸增加。脑干中 5-HT 能神经元及去甲肾上腺素能神经元可调节颅内血管舒缩。很多 5-HT 受体拮抗剂治疗偏头痛有效。以利血压耗竭 5-HT 可加速偏头痛发生。

2.三叉神经血管脑膜反应

曾通过刺激啮齿动物的三叉神经，可使其脑膜产生炎性反应，而治疗偏头痛药物麦角胺，双氢麦角胺、舒马曲坦等可阻止这种神经源性炎症。在偏头痛患者体内可检测到由三叉神经所释放的降钙素基因相关肽(CGRP)，而降钙素基因相关肽为强烈的血管扩张剂。双氢麦角胺、舒马曲坦既能缓解头痛，又能降低降钙素基因相关肽含量。因此，偏头痛的疼痛是由神经血管性炎症产生的无菌性脑膜炎。Wilkinson 认为三叉神经分布于涉痛区域，偏头痛可能就是一种神经源性炎症。Solomon 在复习儿童偏头痛的研究文献后指出，儿童眼肌瘫痪型偏头痛的复视源于海绵窦内颈内动脉的肿胀伴第Ⅲ对脑神经的损害。另一种解释是小脑上动脉和大脑后动脉肿胀造成的第Ⅲ对脑神经的损害，也可能为神经的炎症。

3.内源性疼痛控制系统障碍

中脑水管周围及第四脑室室底灰质含有大量与镇痛有关的内源性阿片肽类物质，如脑啡肽、β-内啡肽等。正常情况下，这些物质通过对疼痛传入的调节而起镇痛作用。虽然报告的结果不一，但多数报告显示偏头痛患者脑脊液或血浆中 β-内啡肽或其类似物降低，提示偏头痛患者存在内源性疼痛控制系统障碍。这种障碍导致患者疼痛阈值降低，对疼痛感受性增强，易于发生疼痛。鲑钙紧张素治疗偏头痛的同时可引起患者血浆 β-内啡肽水平升高。

4.自主功能障碍

自主功能障碍很早即引起了学者们的重视。瞬时心率变异及心血管反射研究显示，偏头痛患者存在交感功能低下。24 小时动态心率变异研究提示，偏头痛患者存在交感、副交感功能平衡障碍。也有学者报道偏头痛患者存在瞳孔直径不均，提示这部分患者存在自主功能异常。有人认为在偏头痛患者中的猝死现象可能与自主功能障碍有关。

5.偏头痛的家族聚集性及基因研究

偏头痛患者具有肯定的家族聚集性倾向。遗传因素最明显,研究较多的是家族性偏瘫型偏头痛及基底型偏头痛。有先兆偏头痛比无先兆偏头痛具有更高的家族聚集性。有先兆偏头痛和偏瘫发作可在同一个体交替出现,并可同时出现于家族中,基于此,学者们认为家族性偏瘫型偏头痛和非复杂性偏头痛可能具有相同的病理生理和病因。Baloh 等报告了数个家族,其家族中多个成员出现偏头痛性质的头痛,并有眩晕发作或原发性眼震,有的晚年继发进行性周围性前庭功能丧失,有的家族成员发病年龄趋于一致,如均于 25 岁前出现症状发作。

有报告,偏瘫型偏头痛家族基因缺陷与 19 号染色体标志点有关,但也有发现有的偏瘫型偏头痛家族与 19 号染色体无关,提示家族性偏瘫型偏头痛存在基因的变异。与 19 号染色体有关的家族性偏瘫型偏头痛患者出现发作性意识障碍的频度较高,这提示在各种与 19 号染色体有关的偏头痛发作的外部诱发阈值较低是由遗传决定的。Ophoff 报告 34 例与 19 号染色体有关的家族性偏瘫型偏头痛家族,在电压闸门性钙离子通道 α_1 亚单位基因代码功能区域存在 4 种不同的错义突变。

有一种伴有发作间期眼震的家族性发作性共济失调,其特征是共济失调。眩晕伴以发作间期眼震,为显性遗传性神经功能障碍,这类患者约有 50% 出现无先兆偏头痛,临床症状与家族性偏瘫型偏头痛有重叠,二者亦均与基底型偏头痛的典型状态有关,且均可有原发性眼震及进行性共济失调。Ophoff 报告了 2 例伴有发作间期眼震的家族性共济失调家族,存在 19 号染色体电压依赖性钙通道基因的突变,这与在家族性偏瘫型偏头痛所探测到的一样。所不同的是其阅读框架被打断,并产生一种截断的 α_1 亚单位,这导致正常情况下可在小脑内大量表达的钙通道密度的减少,由此可能解释其发作性及进行性加重的共济失调。同样的错义突变如何导致家族性偏瘫型偏头痛中的偏瘫发作尚不明。

Baloh 报告了 3 个伴有双侧前庭病变的家族性偏头痛家族。家族中多个成员经历偏头痛性头痛、眩晕发作(数分钟),晚年继发前庭功能丧失。晚期,当眩晕发作停止,由于双侧前庭功能丧失导致平衡障碍及走路摆动。

6.血管痉挛学说

颅外血管扩张可伴有典型的偏头痛性头痛发作。偏头痛患者是否存在颅内血管的痉挛尚有争议。以往认为偏头痛的视觉先兆是由血管痉挛引起的,现在有确切的证据表明,这种先兆是由于皮层神经元活动由枕叶向额叶的扩布抑制

(3 mm/min)造成的。血管痉挛更像是视网膜性偏头痛的始动原因，一些患者经历短暂的单眼失明，于发作期检查，可发现视网膜动脉的痉挛。另外，这些患者对抗血管痉挛剂有反应。与偏头痛相关的听力丧失和/或眩晕可基于内听动脉耳蜗和/或前庭分支的血管痉挛来解释。血管痉挛可导致内淋巴管或囊的缺血性损害，引起淋巴液循环损害，并最终发展成为水肿。经颅多普勒（TCD）脑血流速度测定发现，不论是在偏头痛发作期还是发作间期，均存在血流速度的加快，提示这部分患者颅内血管紧张度升高。

7.离子通道障碍

很多偏头痛综合征所共有的临床特征与遗传性离子通道障碍有关。偏头痛患者内耳存在局部细胞外钾的积聚。当钙进入神经元时钾退出。因为内耳的离子通道在维持富含钾的内淋巴和神经元兴奋功能方面是至关重要的，脑和内耳离子通道的缺陷可导致可逆性毛细胞除极及听觉和前庭症状。偏头痛中的头痛则是继发现象，这是细胞外钾浓度增加的结果。偏头痛综合征的很多诱发因素，包括紧张、月经，可能是激素对有缺陷的钙通道影响的结果。

8.其他学说

有人发现偏头痛于发作期存在血小板自发聚集和黏度增加。另有人发现偏头痛患者存在 TXA_2、PGI_2 平衡障碍、P 物质及神经激肽的改变。

二、临床表现

(一)偏头痛发作

Saper 在描述偏头痛发作时将其分为 5 期来叙述。需要指出的是，这 5 期并非每次发作所必备的，有的患者可能只表现其中的数期，大多数患者的发作表现为两期或两期以上，有的仅表现其中的一期。另一方面，每期特征可以存在很大不同，同一个体的发作也可不同。

1.前驱期

60%的偏头痛患者在头痛开始前数小时至数天出现前驱症状。前驱症状并非先兆，不论是有先兆偏头痛还是无先兆偏头痛均可出现前驱症状。可表现为精神、心理改变，如精神抑郁、疲乏无力、懒散、昏昏欲睡，也可情绪激动。易激惹、焦虑、心烦或欣快感等。尚可表现为自主神经症状，如面色苍白、发冷、厌食或明显的饥饿感、口渴、尿少、尿频、排尿费力、打哈欠、颈项发硬、恶心、肠蠕动增加、腹痛、腹泻、心慌、气短、心率加快，对气味过度敏感等，不同患者前驱症状具有很大的差异，但每例患者每次发作的前驱症状具有相对稳定性。这些前驱症状可在前驱期出现,也可于头痛发作中,甚至持续到头痛发作后成为后续症状。

2.先兆

约有 20% 的偏头痛患者出现先兆症状。先兆多为局灶性神经症状,偶为全面性神经功能障碍。典型的先兆应符合下列 4 条特征中的 3 条,即重复出现,逐渐发展、持续时间不多于 1 小时,并跟随出现头痛。大多数病例先兆持续 5～20 分钟。极少数情况下先兆可突然发作,也有的患者于头痛期间出现先兆性症状,尚有伴迁延性先兆的偏头痛,其先兆不仅始于头痛之前,尚可持续到头痛后数小时至 7 天。

先兆可为视觉性的、运动性的、感觉性的,也可表现为脑干或小脑性功能障碍。最常见的先兆为视觉性先兆,约占先兆的 90%。如闪电、暗点、单眼黑蒙、双眼黑蒙、视物变形、视野外空白等。闪光可为锯齿样或闪电样闪光、城垛样闪光。视网膜动脉型偏头痛患者眼底可见视网膜水肿,偶可见樱红色黄斑。仅次于视觉现象的常见先兆为麻痹。典型的是影响一侧手和面部,也可出现偏瘫。如果优势半球受累,可出现失语。数十分钟后出现对侧或同侧头痛,多在儿童期发病。这称为偏瘫型偏头痛。偏瘫型偏头痛患者的局灶性体征可持续 7 天以上,甚至在影像学上发现脑梗死。偏头痛伴迁延性先兆和偏头痛性偏瘫以前曾被划入"复杂性偏头痛"。偏头痛反复发作后出现眼球运动障碍称为眼肌瘫痪型偏头痛。多为动眼神经麻痹所致,其次为滑车神经和展神经麻痹。多有无先兆偏头痛病史,反复发作者麻痹可经久不愈。如果先兆涉及脑干或小脑,则这种状况被称为基底型偏头痛,又称基底动脉型偏头痛。可出现头昏、眩晕、耳鸣、听力障碍、共济失调、复视,视觉症状包括闪光、暗点、黑蒙、视野缺损、视物变形。双侧损害可出现意识抑制,后者尤见于儿童。尚可出现感觉迟钝,偏侧感觉障碍等。

偏头痛先兆可不伴头痛出现,称为偏头痛等位症。多见于儿童偏头痛。有时见于中年以后,先兆可为偏头痛发作的主要临床表现而头痛很轻或无头痛。也可与头痛发作交替出现,可表现为闪光、暗点、腹痛、腹泻、恶心、呕吐、复发性眩晕、偏瘫、偏身麻木及精神心理改变。如儿童良性发作性眩晕、前庭性梅尼埃病、成人良性复发性眩晕。有跟踪研究显示,为数不少的以往诊断为梅尼埃病的患者,其症状大多数与偏头痛有关。有报告描述了一组成人良性复发性眩晕患者,年龄在 7～55 岁,晨起发病症状表现为反复发作的头晕、恶心、呕吐及大汗,持续数分钟至 4 天不等。发作开始及末期表现为位置性眩晕,发作期间无听觉症状。发作间期几乎所有患者均无症状,这些患者眩晕发作与偏头痛有着几个共同的特征,包括可因酒精、睡眠不足、情绪紧张造成及加重,女性多发,常见于经期。

3.头痛

头痛可出现于围绕头或颈部的任何部位,可位颞侧、额部、眶部。多为单侧痛,也可为双侧痛,甚至发展为全头痛,其中单侧痛者约占 2/3。头痛性质往往为搏动性痛,但也有的患者描述为钻痛。疼痛程度往往为中、重度痛,甚至难以忍受。往往是晨起后发病,逐渐发展,达高峰后逐渐缓解。也有的患者于下午或晚上起病,成人头痛大多历时 4 小时至 3 天,而儿童头痛多历时 2 小时至 2 天。尚有持续时间更长者,可持续数周。有人将发作持续 3 天以上的偏头痛称为偏头痛持续状态。

头痛期间不少患者伴随出现恶心、呕吐、视物不清、畏光、畏声等,喜独居。恶心为最常见伴随症状,达一半以上,且常为中、重度恶心。恶心可先于头痛发作,也可于头痛发作中或发作后出现。近一半的患者出现呕吐,有些患者的经验是呕吐后发作即明显缓解。其他自主功能障碍也可出现,如尿频、排尿障碍、鼻塞、心慌、高血压、低血压、甚至可出现心律失常。发作累及脑干或小脑者可出现眩晕、共济失调、复视、听力下降、耳鸣、意识障碍。

4.头痛终末期

此期为头痛开始减轻至最终停止这一阶段。

5.后续症状期

为数不少的患者于头痛缓解后出现一系列后续症状。表现怠倦、困顿、昏昏欲睡。有的感到精疲力竭、饥饿感或厌食、多尿、头皮压痛、肌肉酸痛。也可出现精神心理改变,如烦躁、易怒、心境高涨或情绪低落、少语、少动等。

(二)儿童偏头痛

儿童偏头痛是儿童期头痛的常见类型。儿童偏头痛与成人偏头痛在一些方面有所不同。性别方面,发生于青春期以前的偏头痛,男女患者比例大致相等,而成人期偏头痛,女性比例大大增加,约为男性的 3 倍。

儿童偏头痛的诱发及加重因素有很多与成人偏头痛一致,如劳累和情绪紧张可诱发或加重头痛,为数不少的儿童可因运动而诱发头痛,儿童偏头痛患者可有睡眠障碍,而上呼吸道感染及其他发热性疾病在儿童比成人更易使头痛加重。

在症状方面,儿童偏头痛与成人偏头痛亦有区别。儿童偏头痛持续时间常较成人短。偏瘫型偏头痛多在儿童期发病,成年期停止,偏瘫发作可从一侧到另一侧,这种类型的偏头痛常较难控制。反复的偏瘫发作可造成永久性神经功能缺损,并出现病理征,也可造成认知障碍。基底动脉型偏头痛,在儿童也比成人常见,表现闪光、暗点、视物模糊、视野缺损,也可出现脑干、小脑及耳症状,如眩晕、耳鸣、耳聋、眼球震颤。在儿童出现意识恍惚者比成人多,尚可出现跌倒发作。有些偏头痛儿童尚可仅出现反复发作性眩晕,而无头痛发作。一个平时表现完全正常的儿童可突然恐惧、大叫、面色苍白、大汗、步态蹒跚、眩晕、旋转感,并出现眼球震颤,数分钟后可完全缓解,恢复如常,称之为儿童良性发作性眩晕,属于一种偏头痛等位症。这种典型眩晕发作始于4岁以前,可每天数次发作,其后发作次数逐渐减少,多数于7～8岁以后不再发作。与成人不同,儿童偏头痛的前驱症状常为腹痛,有时可无偏头痛发作而代之以腹痛、恶心、呕吐、腹泻,称为腹型偏头痛等位症。在偏头痛的伴随症状中,儿童偏头痛出现呕吐较成人更加常见。

儿童偏头痛的预后较成人偏头痛好。6年后约有一半儿童不再经历偏头痛,约1/3的偏头痛得到改善。而始于青春期以后的成人偏头痛常持续几十年。

三、诊断与鉴别诊断

(一)诊断

偏头痛的诊断应根据详细的病史做出,特别是头痛的性质及相关的症状非常重要。如头痛的部位、性质、持续时间、疼痛严重程度、伴随症状及体征、既往发作的病史、诱发或加重因素等。

对于偏头痛患者应进行细致的一般内科查体及神经科检查,以除外症状与偏头痛有重叠、类似或同时存在的情况。诊断偏头痛虽然没有特异性的实验室指标,但有时给予患者必要的实验室检查非常重要,如血、尿、脑脊液及影像学检查,以排除器质性病变。特别是中年或老年期出现的头痛,更应排除器质性病变。当出现严重的先兆或先兆时间延长时,有学者建议行颅脑 CT 或 MRI 检查。也有学者提议当偏头痛发作每月超过 2 次时,应警惕偏头痛的原因。

国际头痛协会(IHS)头痛分类委员会于 1962 年制定了一套头痛分类和诊断标准,这个旧的分类与诊断标准在世界范围内应用了 20 余年,至今我国尚有部分学术专著仍在沿用或参考这个分类。1988 年国际头痛协会头痛分类委员会制定了新的关于头痛、脑神经痛及面部痛的分类和诊断标准。目前临床及科研多采用这个标准。本标准将头痛分为 13 个主要类型,包括了总数 129 个头痛亚型。其中常见的头痛类型为偏头痛、紧张型头痛、丛集性头痛和慢性发作性偏头痛,而偏头痛又被分为 7 个亚型(表 3-2～表 3-5)。这 7 个亚型中,最主要的两个亚型是无先兆偏头痛和有先兆偏头痛,其中最常见的是无先兆偏头痛。

表 3-2　偏头痛分类

无先兆偏头痛

有先兆偏头痛

　　偏头痛伴典型先兆

　　偏头痛伴迁延性先兆

　　家族性偏瘫型偏头痛

　　基底动脉型偏头痛

　　偏头痛伴急性先兆发作

眼肌瘫痪型偏头痛

视网膜型偏头痛

可能为偏头痛前驱或与偏头痛相关联的儿童期综合征

　　儿童良性发作性眩晕

　　儿童交替性偏瘫

偏头痛并发症

　　偏头痛持续状态

　　偏头痛性偏瘫

不符合上述标准的偏头痛性障碍

表 3-3　国际头痛协会(1988)关于无先兆偏头痛的定义

无先兆偏头痛

诊断标准：

1.至少 5 次发作符合第 2～4 项标准

2.头痛持续 4～72 小时(未治疗或没有成功治疗)

3.头痛至少具备下列特征中的 2 条

　　(1)位于单侧。

　　(2)搏动性质。

　　(3)中度或重度(妨碍或不敢从事每天活动)。

　　(4)因上楼梯或类似的日常体力活动而加重。

4.头痛期间至少具备下列 1 条

　　(1)恶心和/或呕吐。

　　(2)畏光和畏声。

5.至少具备下列 1 条

　　(1)病史、体格检查和神经科检查不提示器质性障碍。

　　(2)病史和/或体格检查和/或神经检查确实提示这种障碍(器质性障碍)，但被适当的观察所排除。

　　(3)这种障碍存在，但偏头痛发作并非与这种障碍有密切的时间关系上首次出现。

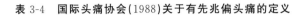

表 3-4 国际头痛协会(1988)关于有先兆偏头痛的定义

有先兆偏头痛

　先前用过的术语:经典型偏头痛,典型偏头痛;眼肌瘫痪型、偏身麻木型、偏瘫型、失语型偏头痛

　诊断标准:

　1.至少 2 次发作符合第 2 项标准

　2.至少符合下列 4 条特征中的 3 条

　　(1)一个或一个以上提示局灶大脑皮质或脑干功能障碍的完全可逆性先兆症状

　　(2)至少一个先兆症状逐渐发展超过 4 分钟,或 2 个或 2 个以上的症状接着发生

　　(3)先兆症状持续时间不超过 60 分钟,如果出现 1 个以上先兆症状,持续时间可相应增加

　　(4)继先兆出现的头痛间隔期在 60 分钟之内(头痛尚可在先兆前或与先兆同时开始)

　3.至少具备下列 1 条

　　(1)病史:体格检查及神经科检查不提示器质性障碍

　　(2)病史和/或体格检查和/或神经科检查确实提示这障碍,但通过适当的观察被排除

　　(3)这种障碍存在,但偏头痛发作并非在与这种障碍有密切的时间关系上首次出现

有典型先兆的偏头痛

　诊断标准:

　1.符合有先兆偏头痛诊断标准,包括第 2 项全部 4 条标准

　2.有一条或一条以上下列类型的先兆症状

　　(1)视觉障碍

　　(2)单侧偏身感觉障碍和/或麻木

　　(3)单侧力弱

　　(4)失语或非典型言语困难

表 3-5 国际头痛协会(1988)关于儿童偏头痛的定义

1.至少 5 次发作符合第 1)、2)项标准

　1)每次头痛发作持续 2～48 小时

　2)头痛至少具备下列特征中的 2 条

　　(1)位于单侧

　　(2)搏动性质

　　(3)中度或重度

　　(4)可因常规的体育活动而加重

2.头痛期间内至少具备下列 1 条

　　(1)恶心和/或呕吐

　　(2)畏光和畏声

国际头痛协会的诊断标准为偏头痛的诊断提供了一个可靠的、可量化的诊断标准，对于临床和科研的意义是显而易见的，有学者特别提到其对于临床试验及流行病学调查有重要意义。但临床上有时遇到患者并不能完全符合这个标准，对这种情况学者们建议随访及复查，以确定诊断。

由于国际头痛协会的诊断标准掌握起来比较复杂，为了便于临床应用，国际上一些知名的学者一直在探讨一种简单化的诊断标准。其中 Solomon 介绍了一套简单标准，符合这个标准的患者 99% 符合国际头痛协会关于无先兆偏头痛的诊断标准。这套标准较易掌握，供参考。

（1）具备下列 4 条特征中的任何 2 条，即可诊断无先兆偏头痛：①疼痛位于单侧。②搏动性痛。③恶心。④畏光或畏声。

（2）另有 2 条附加说明：①首次发作者不应诊断。②应无器质性疾病的证据。

在临床工作中尚能遇到患者有时表现为紧张型头痛，有时表现为偏头痛性质的头痛，为此有学者查阅了国际上一些临床研究文献后得到的答案是，紧张型头痛和偏头痛并非是截然分开的，其临床上确实存在着重叠，故有学者提出二者可能是一个连续的统一体。有时遇到有先兆偏头痛患者可表现为无先兆偏头痛，同样，学者们认为二型之间既可能有不同的病理生理，又可能是一个连续的统一体。

（二）鉴别诊断

偏头痛应与下列疼痛相鉴别。

1.紧张型头痛

紧张型头痛又称肌收缩型头痛。其临床特点是：头痛部位较弥散，可位于前额、双颞、顶、枕及颈部。头痛性质常呈钝痛，头部压迫感、紧箍感，患者常述犹如戴着一个帽子。头痛常呈持续性，可时轻时重。多有头皮、颈部压痛点，按摩头颈部可使头痛缓解，多有额、颈部肌肉紧张。多少伴有恶心、呕吐。

2.丛集性头痛

丛集性头痛又称组胺性头痛，Horton 综合征。表现为一系列密集的、短暂的、严重的单侧钻痛。与偏头痛不同，头痛部位多局限并固定于一侧眶部、球后和额颞部。发病时间常在夜间，并使患者痛醒。发病时间固定，起病突然而无先兆，开始可为一侧鼻部烧灼感或球后压迫感，继之出现特定部位的疼痛，常疼痛难忍，并出现面部潮红，结膜充血、流泪、流涕、鼻塞。为数不少的患者出现Horner 征，可出现畏光，不伴恶心、呕吐。诱因可为发作群集期饮酒、兴奋或服用扩血管药引起。发病年龄常较偏头痛晚，平均 25 岁，男女之比约 4∶1。罕见家族史。治疗包括：非甾体抗炎药；激素治疗；睾丸素治疗；吸氧疗法（国外介绍为100％氧,8～10 L/min,共 10～15 分钟,仅供参考）；麦角胺咖啡因或双氢麦角碱睡前应用,对夜间头痛特别有效；碳酸锂疗效尚有争议,但多数介绍其有效,但中毒剂量有时与治疗剂量很接近,曾有老年患者（精神患者）服一片致昏迷者,建议有条件者监测血锂水平,不良反应有胃肠道症状、肾功能改变、内分泌改变、震颤、眼球震颤、抽搐等；其他药物尚有钙通道阻滞剂、舒马普坦等。

3.痛性眼肌麻痹

痛性眼肌麻痹又称 Tolosa-Hunt 综合征。是一种以头痛和眼肌麻痹为特征,涉及特发性眼眶和海绵窦的炎性疾病。病因可为颅内颈内动脉的非特异性炎症,也可能涉及海绵窦。常表现为球后及眶周的顽固性胀痛、刺痛,数天或数周后出现复视,并可有第Ⅲ、Ⅳ、Ⅵ对脑神经受累表现,间隔数月数年后复发,需行血管造影以排除颈内动脉瘤。糖皮质激素治疗有效。

4.颅内占位所致头痛

占位早期,头痛可为间断性或晨起为重,但随着病情的发展,多成为持续性头痛,进行性加重,可出现颅内高压的症状与体征,如头痛、恶心、呕吐、视盘水肿,并可出现局灶症状与体征,如精神改变。偏瘫、失语、偏身感觉障碍、抽搐、偏盲、共济失调、眼球震颤等,典型者鉴别不难。但需注意,也有表现为十几年的偏头痛,最后被确诊为巨大血管瘤者。

四、防治

（一）一般原则

偏头痛的治疗策略包括两个方面:对症治疗及预防性治疗。对症治疗的目的在于消除、抑制或减轻疼痛及伴随症状。预防性治疗用来减少头痛发作的频度及减轻头痛严重性。对偏头痛患者是单用对症治疗还是同时采取对症治疗及预防性治疗,要具体分析。一般说来,如果头痛发作频度较小,疼痛程度较轻,持续时间较短,可考虑单纯选用对症治疗。如果头痛发作频度较大,疼痛程度较重,持续时间较长,对工作、学习、生活影响较明显,则在给予对症治疗的同时,给予适当的预防性治疗。总之,既要考虑到疼痛对患者的影响,又要考虑到药物不良反应对患者的影响,有时还要参考患者个人的意见。Saper 的建议是每周发作2 次以下者单独给予药物性对症治疗,而发作频繁者应给予预防性治疗。

不论是对症治疗还是预防性治疗均包括两个方面,即药物干预及非药物干预。

非药物干预方面,强调患者自助。嘱患者详细记录前驱症状、头痛发作与持续时间及伴随症状,找出头痛诱发及缓解的因素,并尽可能避免。如避免某些食物,保持规律的作息时间、规律饮食。不论是在工作日,还是周末抑或假期,坚持这些方案对于减轻头痛发作非常重要,接受这些建议对 30% 的患者有帮助。另有人倡导有规律的锻炼,如长跑等,可能有效地减少头痛发作。认知和行为治疗,如生物反馈治疗等,已被证明有效,另有患者于头痛时进行痛点压迫,于凉爽、安静、暗淡的环境中独处,或以冰块冷敷均有一定效果。

(二)药物对症治疗

偏头痛对症治疗可选用非特异性药物治疗,包括简单的止痛药,非甾体抗炎药及麻醉剂。对于轻、中度头痛,简单的镇痛药及非甾体抗炎药常可缓解头痛的发作。常用的药物有脑清片、对乙酰氨基酚、阿司匹林、萘普生、吲哚美辛、布洛芬、罗通定等。麻醉药的应用是严格限制的,Saper 提议主要用于严重发作,其他治疗不能缓解,或对偏头痛特异性治疗有禁忌或不能忍受的情况下应用。偏头痛特异性 5-HT 受体拮抗剂主要用于中、重度偏头痛。偏头痛特异性 5-HT 受体拮抗剂结合简单的止痛剂,大多数头痛可得到有效的治疗。

5-HT 受体拮抗剂治疗偏头痛的疗效是肯定的。麦角胺咖啡因既能抑制去甲肾上腺素的再摄取,又能拮抗其与 β 受体的结合,于先兆期或头痛开始后服用 1 片,常可使头痛发作终止或减轻。如效不显,于数小时后加服 1 片,每天不超过 4 片,每周用量不超过 10 片。该药缺点是不良反应较多,并且有成瘾性,有时剂量会越来越大。常见不良反应为消化道症状、心血管症状,如恶心、呕吐、胸闷、气短等。孕妇、心肌缺血、高血压、肝肾疾病等忌用。

麦角碱衍生物酒石酸麦角胺,舒马曲坦和双氢麦角胺为偏头痛特异性药物,均为 5-HT 受体拮抗剂。这些药物作用于中枢神经系统和三叉神经中受体介导的神经通路,通过阻断神经源性炎症而起到抗偏头痛作用。

酒石酸麦角胺主要用于中、重度偏头痛,特别是当简单的镇痛治疗效果不足或不能耐受时。其有多项作用:既是 $5-HT_{1A}$、$5-HT_{1B}$、$5-HT_{1D}$ 和 $5-HT_{1F}$ 受体拮抗剂,又是 α 受体阻滞剂,通过刺激动脉平滑肌细胞 5-HT 受体而产生血管收缩作用;它可收缩静脉容量性血管、抑制交感神经末端去甲肾上腺素再摄取。作为 $5-HT_1$ 受体拮抗剂,它可抑制三叉神经血管系统神经源性炎症,其抗偏头痛活性中最基础的机制可能在此,而非其血管收缩作用。其对中枢神经递质的作用对缓解偏头痛发作亦是重要的。给药途径有口服、舌下及直肠给药。生物利用度与给药途径关系密切。口服及舌下含化吸收不稳定,直肠给药起效快,吸收可靠。为了减少过多应用导致麦角胺依赖性或反跳性头痛，一般每周应用不超过2次，应避免大剂量连续用药。

Saper总结酒石酸麦角胺在下列情况下慎用或禁用：年龄55～60岁（相对禁忌）；妊娠或哺乳；心动过缓（中至重度）；心室疾病（中至重度）；胶原-肌肉病；心肌炎；冠心病，包括血管痉挛性心绞痛；高血压（中至重度）；肝、肾损害（中至重度）；感染或高热；败血症；消化性溃疡性疾病；周围血管病；严重瘙痒。另外，该药可加重偏头痛造成的恶心、呕吐。

舒马曲坦亦适用于中、重度偏头痛发作。作用于神经血管系统和中枢神经系统，通过抑制或减轻神经源性炎症而发挥作用。曾有人称舒马曲坦为偏头痛治疗的里程碑。皮下用药2小时，约80%的急性偏头痛有效。尽管24～48小时内40%的患者重新出现头痛，这时给予第2剂仍可达到同样的有效率。口服制剂的疗效稍低于皮下给药，起效亦稍慢，通常在4小时内起效。皮下用药后4小时给予口吸制剂不能预防再出现头痛，但对皮下用药后24小时内出现的头痛有效。

舒马曲坦具有良好的耐受性，其不良反应通常较轻和短暂，持续时间常在45分钟以内。包括注射部位的疼痛、耳鸣、面红、烧灼感、热感、头昏、体重增加、颈痛及发音困难。少数患者于首剂时出现非心源性胸部压迫感，仅有很少患者于后续用药时再出现这些症状。罕见引起与其相关的心肌缺血。

Saper总结应用舒马曲坦注意事项及禁忌证：年龄超过55～60岁（相对禁忌证）；妊娠或哺乳；缺血性心肌病（心绞痛、心肌梗死病史、记录到的无症状性缺血）；不稳定型心绞痛；高血压（未控制）；基底型或偏瘫型偏头痛；未识别的冠心病（绝经期妇女，男性＞40岁，心脏病危险因素如高血压、高脂血症、肥胖、糖尿病、严重吸烟及强阳性家族史）；肝肾功能损害（重度）；同时应用单胺氧化酶抑制剂或单胺氧化酶抑制剂治疗终止后2周内；同时应用含麦角胺或麦角类制剂（24小时内），首次剂量可能需要在医师监护下应用。

酒石酸双氢麦角胺的效果超过酒石酸麦角胺。大多数患者起效迅速，在中、重度发作特别有用，也可用于难治性偏头痛。与酒石酸麦角胺有共同的机制，但其动脉血管收缩作用较弱，有选择性收缩静脉血管的特性，可静脉注射、肌内注射及鼻腔吸入。静脉注射途径给药起效迅速。肌内注射生物利用度达100%。鼻腔吸入的绝对生物利用度40%，应用酒石酸双氢麦角胺后再出现头痛的频率较其他现有的抗偏头痛剂小，这可能与其半衰期长有关。

酒石酸双氢麦角胺较酒石酸麦角胺具有较好的耐受性、恶心和呕吐的发生率及程度非常低,静脉注射最高,肌内注射及鼻吸入给药低。极少成瘾和引起反跳性头痛。通常的不良反应包括胸痛、轻度肌痛、短暂的血压上升。不应给予有血管痉挛反应倾向的患者,包括已知的周围性动脉疾病,冠状动脉疾病(特别是不稳定性心绞痛或血管痉挛性心绞痛)或未控制的高血压。注意事项和禁忌证同酒石酸麦角胺。

(三)药物预防性治疗

偏头痛的预防性治疗应个体化,特别是剂量的个体化。可根据患者体重、一般身体情况、既往用药体验等选择初始剂量,逐渐加量,如无明显不良反应,可连续用药 2~3 天,无效时再接用其他药物。

1.抗组胺药物

苯噻啶为一有效的偏头痛预防性药物。可每天 2 次,每次 0.5 mg 起,逐渐加量,一般可增加至每天3 次,每次 1.0 mg,最大量不超过 6 mg/d。不良反应为嗜睡、头昏、体重增加等。

2.钙通道阻滞剂

氟桂利嗪,每晚 1 次,每次 5~10 mg,不良反应有嗜睡、锥体外系反应、体重增加、抑郁等。

3.β 受体阻滞剂

普萘洛尔,开始剂量 3 次/天,每次 10 mg,逐渐增加至 60 mg/d,也有介绍 120 mg/d,心率<60 次/分者停用。哮喘、严重房室传导阻滞者禁用。

4.抗抑郁剂

阿米替林每天 3 次,每次 25 mg,逐渐加量。可有嗜睡等不良反应,加量后不良反应明显。氟西汀每片 20 mg,每晨 1 片,饭后服,该药初始剂量及有效剂量相同,服用方便,不良反应有睡眠障碍、胃肠道症状等,常较轻。

5.其他

非甾体抗炎药,如萘普生;抗惊厥药,如卡马西平、丙戊酸钠等;舒必剂、硫必利;中医中药(辨证施治、辨经施治、成方加减、中成药)等皆可试用。

(四)关于特殊类型偏头痛

与偏头痛相关的先兆是否需要治疗及如何治疗,目前尚无定论。通常先兆为自限性的、短暂的,大多数患者于治疗尚未发挥作用时可自行缓解。如果患者经历复发性、严重的、明显的先兆,考虑舌下含化尼非地平,但头痛有可能加重,且疗效亦不肯定。给予舒马曲坦及酒石酸麦角胺的疗效亦尚处观察之中。

(五)关于难治性、严重偏头痛性头痛

这类头痛主要涉及偏头痛持续状态,头痛常不能为一般的门诊治疗所缓解。患者除持续的进展性头痛外尚有一系列生理及情感症状,如恶心、呕吐、腹泻、脱水、抑郁、绝望,甚至自杀倾向。用药过度及反跳性依赖、戒断症状常促发这些障碍。这类患者常需收入急症室观察或住院,以纠正患者存在的生理障碍,如脱水等;排除伴随偏头痛出现的严重的神经内科或内科疾病;治疗纠正药物依赖;预防患者于家中自杀等。应注意患者的生命体征,可做心电图检查。药物可选用酒石酸双氢麦角胺、舒马曲坦、鸦片类及止吐药,必要时亦可谨慎给予氯丙嗪等。可选用非肠道途径给药,如静脉或肌内注射给药。一旦发作控制,可逐渐加入预防性药物治疗。

(六)关于妊娠妇女的治疗

Schulman 建议给予地美罗注射剂或片剂,并应限制剂量。还可应用泼尼松,其不易穿过胎盘,在妊娠早期不损害胎儿,但不宜应用太频繁。如欲怀孕,最好尽最大可能不用预防性药物并避免应用麦角类制剂。

(七)关于儿童偏头痛

儿童偏头痛用药的选择与成人有很多重叠,如止痛药物、钙通道阻滞剂、抗组胺药物等,但也有人质疑酒石酸双麦角胺药物的疗效。如能确诊,重要的是对儿童及其家长进行安慰,使其对本病有一个全面的认识,以缓解由此带来的焦虑,对治疗当属有益。

五、护理

(一)护理评估

1.健康史

(1)了解头痛的部位、性质和程度:询问是全头疼还是局部头疼;是搏动性头疼还是胀痛、钻痛;是轻微痛、剧烈痛还是无法忍受的疼痛。偏头疼常描述为双侧颞部的搏动性疼痛。

(2)头疼的规律:询问头疼发病的急缓,是持续性还是发作性,起始与持续时间,发作频率,激发或缓解的因素,与季节、气候、体位、饮食、情绪、睡眠、疲劳等的关系。

(3)有无先兆及伴发症状:如头晕、恶心、呕吐、面色苍白、潮红、视物不清、闪光、畏光、复视、耳鸣、失语、偏瘫、嗜睡、发热、晕厥等。典型偏头疼发作常有视觉

先兆和伴有恶心、呕吐、畏光。

(4)既往史与心理社会状况：询问患者的情绪、睡眠、职业情况以及服药史，了解头疼对日常生活、工作和社交的影响，患者是否因长期反复头疼而出现恐惧、忧郁或焦虑心理。大部分偏头疼患者有家族史。

2.身体状况

检查意识是否清楚，瞳孔是否等大等圆、对光反射是否灵敏；体温、脉搏、呼吸、血压是否正常；面部表情是否痛苦，精神状态怎样；眼睑是否下垂、有无脑膜刺激征。

3.主要护理问题及相关因素

(1)偏头疼：与发作性神经血管功能障碍有关。

(2)焦虑：与偏头疼长期、反复发作有关。

(3)睡眠形态紊乱：与头疼长期反复发作和/或焦虑等情绪改变有关。

(二)护理措施

1.避免诱因

告知患者可能诱发或加重头痛的因素，如情绪紧张、进食某些食物、饮酒、月经来潮、用力性动作等；保持环境安静、舒适、光线柔和。

2.指导减轻头疼的方法

如指导患者缓慢深呼吸，听音乐，练气功，生物反馈治疗，引导式想象，冷、热敷及理疗，按摩，指压止痛法等。

3.用药护理

告知止痛药物的作用与不良反应，让患者了解药物依赖性或成瘾性的特点，如大量使用止痛剂，滥用麦角胺咖啡因可致药物依赖。指导患者遵医嘱正确服药。

第三节　脑　卒　中

脑血管病(cerebral vascular disease,CVD)是一组由脑血管发生血液循环障碍而引起的脑功能障碍的疾病。脑卒中又称中风或脑血管意外，是一组以急性起病、局灶性或弥漫性脑功能缺失为共同特征的脑血管病，通常指包括脑出血、脑梗死、蛛网膜下腔出血。脑卒中主要由于血管壁异常、血栓、栓塞以及血管破裂等所造成的神经功能障碍性疾病。我国脑卒中呈现高发病率、高复发率、高致残率、高死亡率的特点。据世界卫生组织调查结果显示，我国脑卒中发病率高于世界平均水平。世界卫生组织 MONICA 研究表明，我国的脑卒中发生率正以每年 8.7% 的速率上升。我国居民第三次死因调查报告显示，脑血管病已成为国民第一位的死因。我国脑卒中的死亡率高于欧美国家 4～5 倍，是日本的 3.5 倍，甚至高于泰国、印度等发展中国家。MONICA 研究也表明，脑卒中病死率为 20%～30%。世界卫生组织对中国脑卒中死亡的人数进行了预测，如果死亡率维持不变，到 2030 年，我国每年将有近 400 万人口死于脑卒中。如果死亡率增长 1%，到 2030 年，我国每年将有近 600 万人口死于脑卒中，我国现幸存脑卒中患者近 700 万，其中致残率高达 75%，约有 450 万患者不同程度丧失劳动能力或生活不能自理。脑卒中复发率超过 30%，5 年内再次发生率达 54%。

一、脑出血的护理评估

脑出血（intra cerebral hemorrhage，ICH）是指原发于脑内动脉、静脉和毛细血管的病变出血，以动脉出血为多见，血液在脑实质内积聚形成脑内血肿。脑内出血临床病理过程与出血量和部位有关。小量出血时，血液仅渗透在神经纤维之间，对脑组织破坏较少；出血量较大时，血液在脑组织内积聚形成血肿，血肿的占位效应压迫外周脑组织，撕裂神经纤维间的横静脉使血肿进一步增大，血液成分特别是凝血酶、细胞因子 IL-1、TNF-α、血红蛋白的溶出等致使血肿外周的脑组织可在数小时内形成明显脑水肿、缺血和点状的微出血，血肿进一步扩大，导致邻近组织受压移位以至形成脑疝。脑内血肿和脑水肿可向内压迫脑室使之移位，向下压迫丘脑、下丘脑，引起严重的自主神经功能失调症状。幕上血肿时，中脑受压的危险性很大；小脑血肿时，延髓易于受下疝的小脑扁桃体压迫。脑内血肿可破入脑室或蛛网膜下腔，形成继发性脑室出血和继发性蛛网膜下腔出血。

（一）病因分析

高血压动脉硬化是自发性脑出血的主要病因，高血压患者约有 1/3 的机会发生脑出血，而 93.91% 脑出血患者中有高血压病史。其他还包括脑淀粉样血管病、动脉瘤、动脉-静脉畸形、动脉炎、血液病等。

（二）临床观察

高血压性脑出血以 50 岁左右高血压患者发病最多。由于与高血压的密切关系以致在年轻高血压患者中，个别甚至仅 30 余岁也可发生。脑出血虽然在休息或睡眠中也会发生,但通常是在白天情绪激动、过度用力等体力或脑力活动紧张时即刻发病。除有头昏、头痛、工作效率差、鼻出血等高血压症状外,平时身体一般情况常无特殊。脑出血发生前常无预感。极个别患者在出血前数小时或数天诉有瞬时或短暂意识模糊、手脚动作不便或说话含糊不清等脑部症状。高血压性脑出血常突然发生,起病急骤,往往在数分钟到数小时内病情发展到高峰(图 3-1)。

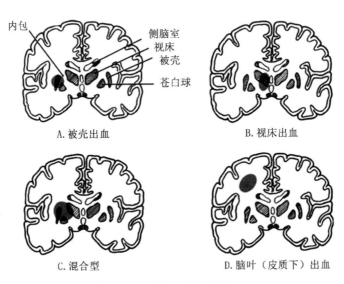

A.被壳出血

B. 视床出血

C.混合型

D.脑叶(皮质下)出血

图 3-1 高血压性脑出血

1.壳核出血

大脑基底节为最常见的出血部位,约占脑出血的 60%。由于损伤到内囊故称为内囊出血。除具有脑出血的一般症状外,内囊出血的患者常有头和眼转向出血病灶侧,呈"凝视病灶"状和"三偏"症状,即偏瘫、偏身感觉障碍和偏盲。

(1)偏瘫:出血病灶对侧的肢体偏瘫,瘫痪侧鼻唇沟较浅,呼气时瘫侧面颊鼓起较高。瘫痪肢体由弛缓性瘫痪逐渐转为痉挛性瘫痪,上肢呈屈曲内收,下肢强直,腱反射转为亢进,可出现踝阵挛,病理反射阳性,呈典型上运动神经元性偏瘫。

(2)偏身感觉障碍:出血灶对侧偏身感觉减退,用针刺激肢体、面部时无反应或反应较另一侧迟钝。

(3)偏盲:在患者意识状态能配合检查时还可发现病灶对侧同向偏盲,主要是由于经过内囊的视放射受累所致。

另外,主侧大脑半球出血可伴有失语症,脑出血患者亦可发生顶叶综合征,

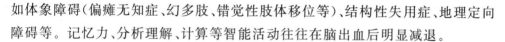

如体象障碍（偏瘫无知症、幻多肢、错觉性肢体移位等）、结构性失用症、地理定向障碍等。记忆力、分析理解、计算等智能活动往往在脑出血后明显减退。

2.脑桥出血

常突然起病，出现剧烈头痛、头晕、眼花、坠地、呕吐、复视、讷吃、吞咽困难、一侧面部发麻等症状。起病初意识可部分保留，但常在数分钟内进入深度昏迷。出血往往先自一侧脑桥开始，表现为交叉性瘫痪，即出血侧面部瘫痪和对侧上下肢弛缓性瘫痪。头和两眼转向非出血侧，呈"凝视瘫肢"状。脑桥出血常迅速波及两侧，出现两侧面部和肢体均瘫痪，肢瘫大多呈弛缓性。少数呈痉挛性或呈去脑强直。双侧病理反射呈阳性。头和两眼位置回到正中，两侧瞳孔极度缩小。这种"针尖样"瞳孔见于 1/3 的脑桥出血患者，为特征性症状，系由于脑桥内交感神经纤维受损所致。脑桥出血常阻断下丘脑对体温的正常调节而使体温急剧上升，呈持续高热状态。由于脑干呼吸中枢的影响常出现不规则呼吸，可于早期就出现呼吸困难。脑桥出血后，如两侧瞳孔散大、对光反射消失、呼吸不规则、脉搏和血压失调、体温不断上升或突然下降，则提示病情危重。

3.小脑出血

小脑出血多发生在一侧小脑半球，可导致急性颅内压增高，脑干受压，甚至发生枕大孔疝。起病急骤，少数病情凶险异常，可即刻出现神志深度昏迷，短时间内呼吸停止；多数患者于起病时神志清楚，常诉一侧后枕部剧烈头痛和眩晕，呕吐频繁，发音含糊；瞳孔往往缩小，两眼球向病变对侧同向凝视，病变侧肢体动作共济失调，但瘫痪可不明显，可有脑神经麻痹症状、颈项强直等。病情逐渐加重，意识渐趋模糊或昏迷，呼吸不规则。

4.脑室出血

脑室出血（intraventricular hemorrhage,IVH）多由于大脑基底节处出血后破入到侧脑室，以致血液充满整个脑室和蛛网膜下腔系统。小脑出血和脑桥出血也可破入到第四脑室，这种情况极其严重。意识往往在 1~2 小时内陷入深度昏迷，出现四肢抽搐发作或四肢瘫痪。双侧病理反射呈阳性。四肢常呈弛缓性瘫痪，所有腱反射均引不出，可阵发出现强直性痉挛或去脑强直状态。呕吐咖啡色残渣样液体，高热、多汗和瞳孔极度缩小，呼吸深沉带有鼾声，后转为浅速和不规则。

（三）辅助检查

1.CT 检查

CT 检查可显示血肿部位、大小、形态，是否破入脑室，血肿外周有无低密度水肿带及占位效应、脑组织移位等。24小时内出血灶表现为高密度,边界清楚(图3-2)。48小时以后,出血灶高密度影外周出现低密度水肿带。

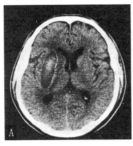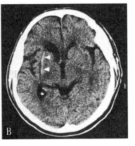

图 3-2　壳核外囊型脑出血的演变 CT

脑出血发病40天后CT平扫(图3-2A)显示右侧壳核外囊区有一个卵圆
形低密度病灶,其中心密度略高,同侧侧脑室较对侧略小。2.5个月后复
查CT(图3-2B)平扫可见原病灶部位呈裂隙状低密度,为后遗脑软化
灶,并行伴有条状血肿壁纤维化高密度(白箭头),同侧侧脑室扩大

2.DSA

脑血管 DSA 对颅内动脉瘤、脑血管畸形等的诊断均有重要价值(图3-3)。颈内动脉造影正位像可见大脑前、中动脉间距在正常范围,豆纹动脉外移(黑箭头)。

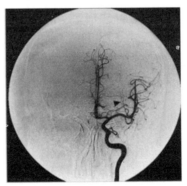

图 3-3　内囊出血 DSA

3.MRI

MRI 具有比 CT 更高的组织分辨率,且可直接多方位成像,无颅骨伪影干扰,又具有血管流空效应等特点,使对脑血管疾病的显示率及诊断准确性,比 CT 更胜一筹。CT 能诊断的脑血管疾病,MRI 均能做到;而对发生于脑干、颞叶和小脑等的血管性疾病,MRI 比 CT 更佳;对脑出血、脑梗死的演变过程,MRI 比 CT 显示更完整;对 CT 较难判断的脑血管畸形、烟雾病等,MRI 比 CT 更敏感。

4.TCD

多普勒超声检查最基本的参数为血流速度与频谱形态。血流速度增加可表示高血流量、动脉痉挛或动脉狭窄;血流速度减慢则可能是动脉近端狭窄或循环远端阻力增高的结果。

(四)内科治疗

(1)静脉补液:静脉给予生理盐水或乳酸 Ringer 溶液静脉滴注,维持正常的血容量。

(2)控制血糖:既往有糖尿病病史和血糖>200 mg/L 应给予胰岛素。低血糖者最好给予10%～20%葡萄糖静脉输液,或静脉推注50%葡萄糖溶液纠正。

(3)血压的管理:有高血压病史的患者,血压水平应控制在平均动脉压(mean arterial pressure,MAP)17.3 kPa(130 mmHg)以下。颅内压(ICP)监测增高的患者,脑灌注压(cerebral perfusion pressure,CPP)[CPP=(MAP-ICP)]应保持大于 9.3 kPa(70 mmHg)。刚手术后的患者应避免平均动脉压大于14.7 kPa(110 mmHg)。心力衰竭、心肌缺血或动脉内膜剥脱,血压>26.7/14.7 kPa(200/110 mmHg)者,应控制平均动脉压在 17.3 kPa(130 mmHg)以下。

(4)控制体温:体温>38.5 ℃的患者及细菌感染者,给予退烧药及早期使用抗生素。

(5)维持体液平衡。

(6)禁用抗血小板和抗凝治疗。

(7)降颅压治疗:甘露醇(0.25～0.5 g/kg 静脉滴注),每隔 6 小时给 1 次。通常每天的最大量是2 g/kg。

(8)纠正凝血异常:常用药物如华法林、鱼精蛋白、6-氨基己酸、凝血因子Ⅷ和新鲜血小板。

(五)手术治疗

1.开颅血肿清除术

对基底节区出血和皮层下出血,传统手术为开颅血肿清除。壳核出血一般经颞叶中回切开入路。1972 年 Suzuki 提倡经侧裂入路,以减少颞叶损害。对脑室积血较多可经额叶前角或经侧脑室三角区入路清除血肿,并行脑室外引流术。传统开颅术因时间较长,出血较多,手术常需全麻,术后并发症较多,易发生肺部感染及上消化道出血,而使年龄较大、心肺功能较差的患者失去手术治疗的机会。优点在于颅压高、有脑疝的患者可同时行去骨片减压术。

2.颅骨开窗血肿清除术

用于壳核出血、皮层下出血及小脑出血。壳核出血在患侧颞部做一向前的弧形皮肤切口,分开颞肌,颅骨钻孔后扩大骨窗至 3 cm×3 cm 大小,星形剪开脑膜,手术宜在显微镜下进行,既可减小皮层切开以及脑组织切除的范围,还能窥清出血点。在颞中回作 1.5 cm 皮层切开,用窄脑压板轻轻牵开脑组织,见血肿后用吸引器小心吸除血块,其内侧壁为内囊方向不易出血,应避免压迫或电灼,而血肿底部外侧常见豆纹动脉出血点,用银夹夹闭或用双极电凝止血,其余地方出血常为静脉渗血,用吸收性明胶海绵片压迫即可止血。小脑出血如血肿不大,无扁桃体疝也可在患侧枕外隆凸水平下 2 cm,正中旁开 3 cm 为中心做皮肤切口,钻颅后咬除枕鳞部成 3 cm 直径骨窗即可清除小脑出血。该手术方法简单、快捷、失血较少,在局麻下也可完成,所以术后意识恢复较快,并发症特别是肺部感染相对减少,即使高龄、一般情况差的患者也可承受该手术。

3.钻颅血肿穿刺引流术

多采用 CT 引导下立体定向穿刺加引流术。现主要有 3 种方法:以 CT 示血肿中心为靶点,局麻下颅骨钻孔行血肿穿刺,首次抽吸量一般达血肿量的 1/3～1/2,然后注入尿激酶 6 000 U,6～12 小时后再次穿刺及注药,或同时置入硅胶引流管作引流,以避免反复穿刺而损伤脑组织。Niizuma 用此方法治疗除脑干外的其他各部位出血 175 例,半年后随访优良率达 86%,死亡率 11%。优点在于操作简单、安全、局麻下能完成,同时应用尿激酶可较全清除血肿,高龄或危重患者均可采用,但在出血早期因血肿无液化效果不好。

4.椎颅血肿碎吸引流术

以 CT 示血肿中心为靶点,局麻下行椎颅血肿穿刺,置入带螺旋绞丝的穿刺针于血肿中心,在负压吸引下将血块粉碎吸出,根据吸除量及 CT 复查结果,血肿清除量平均可达 70%。此法简单易行,在急诊室和病床旁均可施行,高龄及危重患者也可应用。但有碎吸过度损伤脑组织及再出血危险,一般吸出量达血肿量 50%～70% 即应终止手术。

5.微创穿刺冲洗尿激酶引流术

是带锥颅、穿刺、冲洗引流为一体的穿刺管,将其置入血肿中心后用含尿激酶、肝素的生理盐水每天冲洗 1 次,现已有许多医院应用。

6.脑室外引流术

单纯脑室出血和脑内出血破入脑室无开颅指征者,可行脑室外引流术。一般行双额部钻孔引流,1980 年 Suzuki 提出在双侧眶上缘、中线旁开 3 cm 处分别钻孔,置管行外引流,因放入引流管与侧脑室体部大致平行,可引流出后角积血。也有人主张双侧置管,一管作冲洗另一管用于引流,或注入尿激酶加速血块的溶解。

7.脑内镜辅助血肿清除术

颅骨钻孔或小骨窗借助脑镜在直视下清除血肿,其对脑组织的创伤小,清除血肿后可以从不同角度窥清血肿壁。

二、蛛网膜下腔出血的护理评估

颅内血管破裂后血液流入蛛网膜下腔时,称为蛛网膜下腔出血(subarachnoid hemorrhage,SAH)。自发性蛛网膜下腔出血可由多种病因所致,临床表现为急骤起病的剧烈头痛、呕吐、意识障碍、脑膜刺激征和血性脑脊液,占脑卒中的10%～15%。其中半数以上是先天性颅内动脉瘤破裂所致,其余是由各种其他的病因所造成的。

(一)病因分析

引起蛛网膜下腔出血的病因很多,在蛛网膜下腔出血的病因中以动脉瘤破裂占多数,达76%,动-静脉畸形占6%～9%,动-静脉畸形合并动脉瘤占2.7%～22.8%。较常见的为:①颅内动脉瘤及动静脉畸形的破裂。②高血压、动脉硬化引起的动脉破裂。③血液病,如白血病、血友病、恶性贫血等。④颅内肿瘤,原发者有胶质瘤、脑膜瘤等;转移者有支气管性肺癌等。⑤血管性变态反应,如多发性结节性动脉炎系统性红斑狼疮等。⑥脑与脑膜炎症,包括化脓性、细菌性、病毒性、结核性等。⑦抗凝治疗的并发症。⑧脑血管闭塞性疾病引起出血性脑梗死。烟雾病常以蛛网膜下腔出血为主要表现。⑨颅内静脉的血栓形成。⑩妊娠并发症。

(二)临床观察

蛛网膜下腔出血任何年龄均可发病,以青壮年多见,最常见的表现为颅内压增高症状、意识障碍、脑膜刺激征、脑神经损伤症状、肢体活动障碍或癫痫等。

1.出血前症状及诱因

部分患者于数天或数周前出现头痛、头昏、动眼神经麻痹或颈强直等先驱症状,又称前兆渗漏。其产生与动脉瘤扩大压迫邻近结构有关(图3-4)。只有1/3的患者是在活动状态下发病,如解大小便、弯腰、举重、咳嗽、生气等。

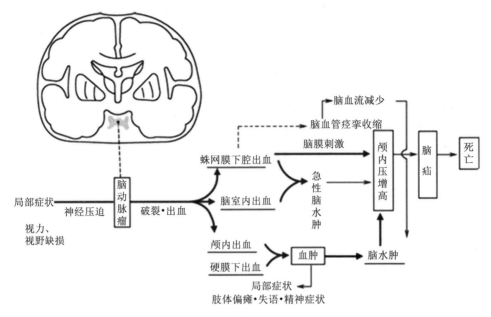

图 3-4　动脉瘤破裂

2.出血后观察

由于脑血管突然破裂,起病多很急骤。患者突感头部劈裂样剧痛,分布于前额、后枕或整个头部,并可延及颈、肩、背、腰及两腿部。伴有面色苍白、全身出冷汗、恶心、呕吐。半数以上的患者出现不同程度的意识障碍。轻者有短暂的神志模糊,重者则昏迷逐渐加深。有的患者意识始终清醒,但表现为淡漠、嗜睡,并有畏光、胆小、怕响、拒动,有的患者出现谵妄、木僵、定向及记忆障碍、幻觉及其他精神症状。有的患者伴有部分性或全身性癫痫发作。起病初期,患者血压上升,1～2天后逐渐恢复至原有水平,脉搏明显加快,有时节律不齐,呼吸无显著改变。起病24小时后可逐渐出现发热、脉搏不稳、血压波动、多汗、皮肤黏膜充血、腹胀等。重症患者立即陷入深昏迷,伴有去大脑强直发作及脑疝形成,可很快导致死亡。老年患者临床表现常不典型,头痛多不明显,而精神症状和意识障碍则较多见。

3.护理查体

颈项强直明显,凯尔尼格征及布鲁津斯基征阳性。往往发病1～2天内出现,是蛛网膜下腔出血最常见的体征。眼底检查可见视盘外周、视网膜前的玻璃体下出血。

（三）辅助检查

1.CT 检查

利用血液浓缩区判定动脉瘤的部位。急性期（1周内）多数可见脑沟、脑池或外侧裂中有高密度影。在蛛网膜下腔高密度区中出现局部特高密度影者，可能为破裂的动脉瘤。脑表面出现局部团块影像者，可能为脑血管畸形。

2.DSA 检查

脑血管 DSA 是确定颅内动脉瘤、脑血管畸形等的"金标准"。一般选在发病后 3 天内或3 周后。

3.脑脊液检查

脑脊液压力一般均增高，多为均匀一致血性。

4.血液检查

监测血糖、血脂等化验检查。

5.MRI 检查

急性期不宜显示病变，亚急性期 T_1 加权像上蛛网膜下腔呈高信号，MRI 对超过 1 周的蛛网膜下腔出血有重要价值。

三、脑梗死的护理评估

（一）疾病概述

脑梗死是指局部脑组织（包括神经细胞、胶质细胞和血管）由于血液供应缺乏而发生的坏死。引起脑梗死的根本原因是：供应脑部血液的颅外或颅内动脉中发生闭塞性病变而未能获得及时、充分的侧支循环，使局部脑组织的代谢需要与可能得到的血液供应之间发生超过一定限度的供不应求现象所致。

血液供应障碍的原因，有以下 3 个方面。

1.血管病变

最重要而常见的血管病变是动脉粥样硬化和在此基础上发生的血栓形成。其次是高血压病伴发的脑小动脉硬化。其他还有血管发育异常，如先天性动脉瘤和脑血管畸形可发生血栓形成，或出血后导致邻近区域的血供障碍、脉管炎，如感染性的风湿热、结核病和国内已极罕见的梅毒等所致的动脉内膜炎等。

2.血液成分改变

血管病变处内膜粗糙，使血液中的血小板易于附着、积聚以及释放更多的5-羟色胺等化学物质；血液成分中脂蛋白、胆固醇、纤维蛋白原等含量的增高，可使血液黏度增高和红细胞表面负电荷降低，致血流速度减慢；以及血液病如白血病、红细胞增多症、严重贫血等和各种影响血液凝固性增高的因素均使血栓形成易于发生。

3.血流速度改变

脑血流量的调节受到多种因素的影响。血压的改变是影响局部血流量的重要因素。当平均动脉压低于 9.3 kPa(70 mmHg)和高于 24.0 kPa(180 mmHg)时,由于血管本身存在的病变,血管狭窄,自动调节功能失调,局部脑组织的血供即将发生障碍。

一些全身性疾病如高血压、糖尿病等可加速或加重脑动脉粥样硬化,亦与脑梗死的发生密切相关。通常临床上诊断为脑梗死或脑血栓形成的患者中,大多数是动脉粥样硬化血栓形成性脑梗死,简称为动脉硬化性脑梗死。

此外,导致脑梗死的另一类重要病因是脑动脉的栓塞即脑动脉栓塞性脑梗死,简称为脑栓塞。脑栓塞患者供应脑部的血管本身多无病变,绝大多数的栓子来源于心脏。

(二)动脉硬化性脑梗死的护理评估

动脉粥样硬化血栓形成性脑梗死,简称动脉硬化性脑梗死,是供应脑部的动脉系统中的粥样硬化和血栓形成使动脉管腔狭窄、闭塞,导致急性脑供血不足所引起的局部脑组织坏死。临床上常表现为偏瘫、失语等突然发生的局灶性神经功能缺失。

1.病因分析

动脉硬化性脑梗死的基本病因是动脉粥样硬化,最常见的伴发病是高血压,两者之间虽无直接的病因联系,但高血压常使动脉粥样硬化的发展加速、加重。动脉粥样硬化是可以发生在全身各处动脉管壁的非炎症性病变。其发病原因与脂质代谢障碍和内分泌改变有关,确切原因尚未阐明。

脑动脉的粥样硬化和全身各处的动脉粥样硬化相同,主要改变是动脉内膜深层的脂肪变性和胆固醇沉积,形成粥样硬化斑块及各种继发病变,使管腔狭窄甚至闭塞。管腔狭窄需达80%～90%方才影响脑血流量。硬化斑块本身并不引起症状。如病变逐渐发展,则内膜分裂、内膜下出血(动脉本身的营养血管破裂所致)和形成内膜溃疡。内膜溃疡处易发生血栓形成,使管腔进一步变狭窄或闭塞;硬化斑块内容物或血栓的碎屑可脱入血流形成栓子。

2.临床观察

脑动脉粥样硬化性发展,较同样程度的冠状动脉粥样硬化一般在年龄方面晚10年。60岁以后动脉硬化性脑梗死发病率增高。男性较女性稍多。高脂肪饮食者血胆固醇高而高密度脂蛋白胆固醇偏低时,易有动脉粥样硬化形成。在高血压、糖尿病、吸烟、红细胞增多症患者中,均有较高发病率。

动脉硬化性脑梗死占卒中的60%~80%。本病起病较其他脑卒中稍慢些,常在数分钟到数小时、半天,甚至一两天达到高峰。数天到1周内逐渐加重到高峰极为少见。不少患者在睡眠中发生。约占小半数的患者以往经历过短暂脑缺血发作。

起病时患者可有轻度头痛,可能由于侧支循环血管代偿性扩张所致。头痛常以缺血侧头部为主,有时可伴眼球后部疼痛。动脉硬化性脑梗死发生偏瘫时意识常很清楚。如果起病时即有意识不清,要考虑椎-基底动脉系统脑梗死。大脑半球较大区域梗死、缺血、水肿可影响间脑和脑干的功能,而在起病后不久出现意识障碍。

脑的局灶损害症状主要根据受累血管的分布而定。如颈动脉系统动脉硬化性脑梗死的临床表现主要为病变对侧肢体瘫痪或感觉障碍;主侧半球病变常伴不同程度的失语、非主侧半球病变伴偏瘫无知症,患者的两眼向病灶侧凝视。如病灶侧单眼失明伴对侧肢体运动或感觉障碍,为颈内动脉病变无疑。颈内动脉狭窄或闭塞可使整个大脑半球缺血造成严重症状,也可仅表现轻微症状。这种变异极大的病情取决于前、后交通动脉,眼动脉,脑浅表动脉等侧支循环的代偿功能状况。如瘫痪和感觉障碍限于面部和上肢,以大脑中动脉供应区缺血的可能性为大。大脑前动脉的脑梗死可引起对侧的下肢瘫痪,但由于大脑前交通动脉的侧支循环供应,这种瘫痪亦可不发生。大脑后动脉供应大脑半球后部、丘脑及上脑干,脑梗死可出现对侧同向偏盲,如病变在主侧半球时除皮质感觉障碍外还可出现失语、失读、失写、失认和顶叶综合征。椎-基底动脉系统动脉硬化性脑梗死主要表现为眩晕、眼球震颤、复视、同向偏盲、皮质性失明、眼肌麻痹、发音不清、吞咽困难、肢体共济失调、交叉性瘫痪或感觉障碍、四肢瘫痪。可有后枕部头痛和程度不等的意识障碍。

3.辅助检查

(1)血生化、血流变学检查、心电图等。

(2)CT检查:早期多正常,24~48小时后出现低密度灶(图3-5)。

(3)MRI:急性脑梗死及伴发的脑水肿,在T_1加权像上均为低信号,T_2加权像上均为高信号,如伴出血,T_1加权像上可见高信号区(图3-6)。

(4)TCD和颈动脉超声检查:发现有血管高度狭窄或局部血流异常。

(5)脑脊液检查:脑脊液多正常。

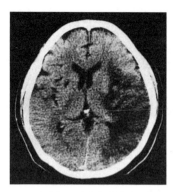

图 3-5　CT 左侧颞顶叶大片状低密度梗死灶

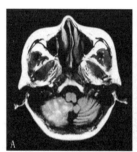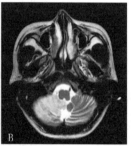

图 3-6　小脑出血性梗死

小脑出血性梗死发病 4 天 MRI 平扫横断 T_1 加权像（A）
可见右侧小脑半球脑沟消失，内部混杂有斑点状高信
号；T_2 加权像（B）显示右侧小脑半球为均匀高信号

4.防治

患动脉粥样硬化者应摄取低脂饮食，多吃蔬菜和植物油，少吃胆固醇含量丰富的食物和动物内脏、蛋黄和动物油等。如伴有高血压、糖尿病等，应重视对该病的治疗。注意防止可能引起血压骤降的情况，如降压药物过量、严重腹泻、大出血等。生活要有规律。注意劳逸结合、避免身心过度疲劳。经常进行适当的保健体操，加强心血管的应激能力。对已有短暂性脑缺血发作者，应积极治疗。这是防止发生动脉硬化性脑梗死的重要环节。

（三）脑栓塞的护理评估

由于异常的物体（固体、液体、气体）沿血液循环进入脑动脉或供应脑的颈部动脉，造成血流阻塞而产生脑梗死，称为脑栓塞，亦属于缺血性卒中。脑栓塞占卒中发病率的 10%～15%。2/3 的患者的复发均发生在第一次发病后的 1 年之内。

1.病因分析

脑栓塞的栓子来源可分为心源性、非心源性、来源不明性三大类。

2.临床观察

脑栓塞的起病年龄不一。因多数与心脏病尤其是风湿性心脏病有关,所以发病年龄以中青年居多。起病急骤,大多数并无任何前驱症状。起病后常于数秒钟或很短时间内症状发展到高峰。个别患者可在数天内呈阶梯式进行性恶化,系由反复栓塞所致,脑栓塞可仅发生在单一动脉,也可广泛多发,因而临床表现不一。除颈内动脉栓塞外患者一般并不昏迷。一部分患者可在起病时有短暂的意识模糊、头痛或抽搐。神经系统局灶症状突然发生,并限于一个动脉支的分布区。约4/5的栓塞发生在脑底动脉环前半部的分布区,因而临床表现为面瘫、上肢单瘫、偏瘫、失语、局灶性抽搐等颈内动脉-大脑中动脉系统病变的表现。偏瘫也以面部和上肢为重,下肢较轻。感觉和视觉可能有轻度影响。但一般不明显。抽搐大多数为局限性,如为全身性大发作,则提示梗死范围广泛,病情较重。1/5的脑栓塞发生在脑底部动脉环的后半部的分布区,可出现眩晕、复视、共济失调、交叉性瘫痪等椎-基底动脉系统病变的表现。

3.辅助检查

(1)血生化、血流变学检查等。

(2)CT检查:一般于24～48小时后出现低密度灶。病程中如低密度区中有高密度影,则提示为出血性梗死。

(3)颈动脉和主动脉超声检查可发现有不稳定斑块。

(4)TCD栓子检测可发现脑血流中有过量的栓子存在。

(5)脑脊液检查:感染性梗死者脑脊液中的白细胞增加,出血性梗死者可见红细胞。脂肪栓塞时,可见脂肪球。

(6)心电图:有心房颤动。必要时做超声心动。

4.治疗

防治心脏病是防治脑栓塞的一个重要环节。一旦发生脑栓塞,其治疗原则上与动脉硬化性脑梗死相同。患者应取左侧卧位。右旋糖酐、扩血管药物、激素均有一定作用。由于风湿性二尖瓣病变等心源性脑栓塞的充血性梗死区极易出血,故抗凝治疗必须慎用。

四、短暂性脑缺血发作的护理评估

短暂性脑缺血发作(transient ischemic attacks,TIA)是颈内动脉系统或椎-

基底动脉系统的短暂性血液供应不足,表现为突然发作的局限性神经功能缺失,在数秒钟、数分钟及数小时,最长不超过 24 小时完全恢复,而不留任何症状和体征,常反复发作。该定义是在 20 世纪 50 年代提出来的。随着临床脑卒中的研究,尤其是缺血性卒中起病早期溶栓治疗的应用,国内外有关 TIA 的时限提出争议。最近美国 TIA 工作组推荐的定义为:TIA 是由于局部脑组织或者视网膜缺血,引起短暂的神经功能异常发作,典型的临床症状持续不超过 1 小时,没有临床急性梗死的证据。一旦出现持续的临床症状或者临床症状虽很短,但是已经出现典型的影像学异常就应该诊断为脑梗死而不是 TIA。

(一)病因分析

引起 TIA 动脉粥样硬化是最主要的原因。主动脉弓、颈总动脉和颅内大血管动脉粥样斑块脱落,是引起动脉至动脉微栓塞最常见的原因。余详见脑出血。

(二)临床观察

TIA 发作好发于中年以后,50～70 岁多见,男性多于女性。起病突然,历时短暂,症状和体征出现后迅速达高峰,持续时间为数秒至数分钟、数小时,24 小时内完全恢复正常而无后遗症。各个患者的局灶性神经功能缺失症状常按一定的血管支配区而反复刻板地出现,多则一天数次,少则数周、数月甚至数年才发作 1 次,椎-基底动脉系统 TIA 发作较频繁。根据受累的血管不同,临床上将 TIA 分为两大类:颈内动脉系和椎-基底动脉系 TIA。

1.颈内动脉系统 TIA

症状多样,以大脑中动脉支配区 TIA 最常见。常见的症状可有患侧上肢和/或下肢无力、麻木、感觉减退或消失,亦可有失语、失读、失算、书写障碍,偏盲较少见,瘫痪通常以上肢和面部较重。短暂的单眼失明是颈内动脉分支眼动脉缺血的特征性症状,为颈内动脉系统 TIA 所特有。如果发作性偏瘫伴有瘫痪对侧的短暂单眼失明或视觉障碍,则临床上可诊断为失明侧颈内动脉短暂性脑缺血发作。上述症状可单独或合并出现。

2.椎-基底动脉系统 TIA

有时仅表现为头昏、眼花、走路不稳等含糊症状而难以诊断,局灶性症状以眩晕为最常见,一般不伴有明显的耳鸣。若有脑干、小脑受累的症状如复视、构音障碍、吞咽困难、交叉性或双侧肢体瘫痪等感觉障碍、共济失调,则诊断较为明确,大脑后动脉供血不足可表现为皮质性盲和视野缺损。倾倒发作为椎-基底动脉系 TIA 所特有,患者突然双下肢失去张力而跌倒在地,而无可觉察的意识障碍,患者可即刻站起,此乃双侧脑干网状结构缺血所致。枕后部头痛、猝倒,特别是在急剧转动头部或上肢运动后发作,上述症状均提示椎-基底动脉系供血不足并有颈椎病、锁骨下动脉盗血征等存在的可能。

3.共同症状

症状既可见于颈内动脉系统,亦可见于椎-基底动脉系统。这些症状包括构音困难、同向偏盲等。发作时单独表现为眩晕(伴或不伴恶心、呕吐)、构音困难、吞咽困难、复视者,最好不要轻易诊断为 TIA,应结合其他临床检查寻找确切的病因。上述两种以上症状合并出现,或交叉性麻痹伴运动、感觉、视觉障碍及共济失调,即可诊断为椎-基底动脉系统 TIA 发作。

4.发作时间

TIA 的时限短暂,持续 15 分钟以下,一般不超过 30 分钟,少数也可达 12~24 小时。

(三)辅助检查

1.CT 和 MRI 检查

多数无阳性发现。恢复几天后,MRI 可有缺血改变。

2.TCD 检查

了解有无血管狭窄及动脉硬化程度。椎-基底动脉供血不足患者早期发现脑血流量异常。

3.单光子发射计算机断层扫描

单光子发射计算机断层扫描(singlephoton emission computed tomography, SPECT)脑血流灌注显像可显示血流灌注减低区。发作和缓解期均可发现异常。

4.其他

血生化检查血液成分或流变学检查等。

(四)临床治疗

1.抗血小板聚集治疗

阿司匹林是治疗 TIA 首选的抗血小板药物。对服用阿司匹林仍有 TIA 发作者,可改用噻氯匹定或氯吡格雷。

2.抗凝治疗

肝素或低分子肝素。

3.危险因素的干预

控制高血压、糖尿病;治疗冠状动脉性疾病和心律不齐、充血性心力衰竭、瓣膜性心脏病;控制高脂血症;停用口服避孕药;终止吸烟;减少饮酒;适量运动。

4.外科治疗

对于颈动脉狭窄达 70％以上的患者可做颈动脉内膜剥脱术。颅内动脉狭窄的血管内支架治疗正受到重视,但对 TIA 预防效果正在评估中。

五、脑卒中的常见护理问题

(一)意识障碍

患者出现昏迷,说明患者病情危重,而正确判断患者意识状态,给予适当的护理,则可以防止不可逆的脑损伤。

(二)气道阻塞

分泌物及胃内容物的吸入造成气道阻塞或通气不足可引起低氧血症及高碳酸血症,导致心肺功能的不稳定,缺氧加重脑组织损伤。

(三)肢体麻痹或畸形

大脑半球受损时,对侧肢体的运动与感觉功能便发生了障碍,再加上脑血管疾病初期,肌肉呈现张力迟缓的现象,紧接着会发生肌肉痉挛,若发病初期未给予适当的良肢位摆放,则肢体关节会有僵硬、挛缩的现象,将导致肢体麻痹或畸形。

(四)语言沟通障碍

左侧大脑半球受损时,因语言中枢的受损部位不同而产生感觉性失语、表达性失语或两者兼有,因而与患者间会发生语言沟通障碍的问题。

(五)吞咽障碍

因口唇、颊肌、舌及软腭等肌肉的瘫痪,食物团块经口腔向咽部及食管入口部移动困难,食管入口部收缩肌不能松弛,食管入口处开大不全等阻碍食物团块进入食管,导致食物易逆流入鼻腔及误入气管。吞咽障碍可致营养摄入不足。

(六)恐惧、绝望、焦虑

脑卒中患者在卒中突然发生后处于急性心理应激状态,由于生理的、社会的、经济的多种因素,可引起患者一系列心理变化:害怕病治不好而恐惧;对疾病的治疗无信心,自己会成为一个残疾的人而绝望;来自对工作、家庭等的忧虑,担心自己并不会好,成为家庭和社会的负担。

(七)知觉刺激不足

由于中枢神经的受损,在神经传导上,可能在感觉刺激传入时会发生障碍,以致知觉刺激无法传达感受,尤其是感觉性失语症的患者,会失去语言讯息的刺激感受。此外,患者由于一侧肢体麻痹,因此所感受的触觉刺激也减少,常造成知觉刺激不足。

(八)并发症

1.神经源性肺水肿

脑卒中引起下丘脑功能紊乱,中枢交感神经兴奋,释放大量儿茶酚胺,使外周血管收缩,血液从高阻的体循环向低阻的肺循环转移,肺血容量增加,肺毛细血管压力升高而诱发肺水肿;中枢神经系统的损伤导致体内血管活性物质大量释放,使肺毛细血管内皮和肺泡上皮通透性增高,肺毛细血管流体静压增高,致使动-静脉分流,加重左心负担,出现左心功能衰竭而加重肺部淤血;颅内高压引起的频繁呕吐,患者昏迷状态下误吸入酸性胃液,可使肺组织发生急性损伤,引起急性肺水肿。由于脑卒中,呼吸中枢处于抑制状态,支气管敏感部位的神经反应性及敏感性降低,咳嗽能力下降,不能有效排出过多的分泌物而流入肺内造成肺部感染。平卧、床头角度过低增加向食管反流及分泌物逆流入呼吸道的机会。

2.发热

体温升高的原因包括体内产热增加、散热减少和下丘脑体温调节中枢功能异常。脑卒中患者发热的原因可分为感染性和非感染性。

3.压疮

由于脑卒中患者发生肢体瘫痪或长期卧床而容易发生压疮,临床又叫压迫性溃疡。它是脑卒中患者的严重并发症之一。

4.应激性溃疡

脑卒中患者常因颅内压增高,下丘脑及脑干受损而引起上消化道应激性溃疡出血。多在发病后7～15天,也有发病后数小时就发生大量呕血而致患者死亡者。

5.肾功能损害

由于脑损伤使肾血管收缩,肾血流减少,造成肾皮质损伤,肾小管坏死;另外脑损伤神经体液调节紊乱直接影响肾功能;脑损伤神经体液调节紊乱,心肺功能障碍,造成肾缺血、缺氧;脑损伤神经内分泌调节功能紊乱,肾素-血管紧张素分泌增加,肾缺血加重。加之使用脱水药,肾血管和肾小管的细胞膜通透性改变,易出现肾缺血、坏死。

6.便失禁

脑卒中引起上运动神经元或皮质损害,可出现粪嵌塞伴溢出性便失禁。长期粪嵌塞,直肠膨胀感消失和外括约肌收缩无力导致粪块外溢;昏迷、吞咽困难等原因导致营养不良及低蛋白血症,肠道黏膜水肿,容易发生腹泻。

7.便秘

便秘是由于排便反射被破坏、长期卧床、脱水治疗、摄食减少、排便动力不足、焦虑及抑郁所致。

8.尿失禁

脑卒中可直接导致高反射性膀胱或 48 小时内低张力性膀胱;当皮质排尿中枢损伤,不能接收和发出排尿信息,出现不择时间和地点的排尿,表现为尿失禁。由于脑桥水平以上的中枢抑制解除,膀胱表现为高反射性,或者脑休克导致膀胱表现为低反射性,引起膀胱-骶髓反射弧的自主控制功能丧失,导致尿失禁;长期卧床导致耻骨尾骨肌和尿道括约肌松弛,使患者在没有尿意的情况下尿液流出。

9.下肢深静脉血栓

下肢深静脉血栓(deepvein thrombosis,DVT)是指血液在下肢深静脉系统的不正常凝结若未得到及时诊治可导致下肢深静脉致残性功能障碍。有资料显示卧床 2 周的发病率明显高于卧床 3 天的患者。严重者血栓脱落可继发致命性肺栓塞(pulmonary embolism,PE)。

六、脑卒中的护理目标

(1)抢救患者生命,保证气道通畅。

(2)摄取足够营养。

(3)预防并发症。

(4)帮助患者达到自我照顾。

(5)指导患者及家属共同参与。

(6)稳定患者的健康和保健。

(7)帮助患者达到期望。

七、脑卒中的护理措施

(一)脑卒中的院前救护

发生脑卒中要启动急救医疗服务体系,使患者得到快速救治,并能在关键的时间窗内获得有益的治疗。脑卒中处理的要点可记忆为 7"D":检诊(detection)、派送(dispatch)、转运(delivery)、收入急诊(door)、资料(data)、决策(decision)、药物(drug)。前 3 个"D"是基本生命支持阶段,后 4 个"D"是进入医院脑卒中救

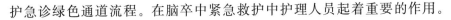

护急诊绿色通道流程。在脑卒中紧急救护中护理人员起着重要的作用。

1.分诊护士职责

(1)鉴别下列症状、体征为脑血管常见症状,需分诊至神经内科:①身体一侧或双侧,上肢、下肢或面部出现无力、麻木或瘫痪。②单眼或双眼突发视物模糊,或视力下降,或视物成双。③言语表达困难或理解困难。④头晕目眩、失去平衡,或任何意外摔倒,或步态不稳。⑤头痛(通常是严重且突然发作)或头痛的方式意外改变。

(2)出现下列危及生命的情况时,迅速通知神经内科医师,并将患者护送至抢救室:①意识障碍。②呼吸、循环障碍。③脑疝。

(3)对极危重患者监测生命体征:意识、瞳孔、血压、呼吸、脉搏。

2.责任护士职责

(1)生命体征监测。

(2)开辟静脉通道,留置套管针。

(3)采集血标本:血常规、血生化(血糖、电解质、肝肾功能)、凝血四项。

(4)行心电图(ECG)检查。

(5)静脉输注第一瓶液体:生理盐水或林格液。

3.护理员职责

(1)对佩戴绿色通道卡片者,一对一地负责患者。

(2)运送患者行头颅 CT 检查。

(3)对无家属陪同者,必要时送血、尿标本。

(二)院中护理

1.观察病情变化,防止颅内压增高

(1)患者急性期要绝对卧床休息,避免不必要的搬动,保持环境安静。出血性卒中患者应将床头抬高 30°,缺血性卒中患者可平卧。意识障碍者头偏向一侧,如呼吸道有分泌物应立即协助吸出。

(2)评估颅内压变化,密切观察患者生命体征、意识和瞳孔等变化,评估患者吞咽、感觉、语言和运动等情况。

(3)了解患者思想情况,防止过度兴奋、情绪激动。对癫痫、偏瘫和有精神症状的患者,应加用床挡或适当约束,防止坠床发生意外。感觉障碍者,保暖时注意防止烫伤。患者应避免用力咳嗽、用力排便等,保持大便通畅。

(4)若有发热,应设法控制患者的体温。

2.评估吞咽情况,给予营养支持

(1)暂禁食:首先评价患者吞咽和胃肠功能情况,如是否有呕吐、腹胀、排便异常、未排气及肠鸣音异常、应激性溃疡出血量在 100 mL 以上者,必要时应暂禁食。

(2)观察脱水状态:很多患者往往会出现相对脱水状态,脱水所致血细胞比容和血液黏稠度增加,血液明显减少,使动脉血压降低。护理者可通过观察颈静脉搏动的强或弱、外周静脉的充盈度和末梢体温来判断患者是否出现脱水状态。

(3)营养支持:在补充营养时,应尽量避免静脉内输液,以免增加缺血性脑水肿的蓄积作用,最好的方法是鼻饲法。多数吞咽困难患者需要 2 周左右的营养支持。有误吸危险的患者,则需将管道末端置于十二指肠。有消化道出血的患者应暂停鼻饲,可改用胃肠外营养。经口腔进食的患者,要给予高蛋白、高维生素、低盐、低脂、富有纤维素的饮食,还可多吃含碘的食物。

(4)给予鼻饲喂养预防误吸护理:评估胃管的深度和胃潴留量。鼻饲前查看管道在鼻腔外端的长度,嘱患者张口查看鼻饲管是否盘卷在口中。用注射器注入 10 mL 空气,同时在腹部听诊,可听到气过水声;或鼻饲管中抽吸胃内容物,表明鼻饲管在胃内。无肠鸣音或胃潴留量过 100～150 mL 应停止鼻饲。抬高床头 30°呈半卧位减少反流,通常每天喂入总量以 2 000～2 500 mL 为宜,天气炎热或患者发热和出汗多时可适当增加。可喂入流质饮食,如牛奶、米汤、菜汁、西瓜水、橘子水等,药品要研成粉末。在鼻饲前后和注药前后,应冲洗管道,以预防管道堵塞。对于鼻饲患者,要注意固定好鼻饲管。躁动患者的手要适当加以约束。

(5)喂食注意:对面肌麻痹的患者,喂食时应将食物送至口腔健侧近舌根处。进食时宜采用半卧位、颈部向前屈的姿势,这样既可以利用重力使食物容易吞咽,又可减少误吸。每口食物量要从少量开始,逐步增加,寻找合适的"一口量"。进食速度应适当放慢,出现食物残留口腔、咽部而不能完全吞咽情况时,应停止喂食并让患者重复多次吞咽动作或配合给予一些流质来促进残留食物吞入。

3.心脏损害的护理

心脏损害是脑卒中引起的循环系统并发症之一,大都在发病 1 周左右发生,如心电图显示心肌缺血、心律不齐和心力衰竭等,故护理者应经常观察心电图变化。在患者应用脱水剂时,应注意尿量和血容量,避免脱水造成血液浓缩或入量太多加重心脏负担。

4.应激性溃疡的护理

应注意患者的呕吐物和大便的性状,鼻饲患者于每天喂食前应先抽取胃液观察,同时定期检查胃中潜血及酸碱度。腹胀者应注意肠鸣音是否正常。

5.泌尿系统并发症的护理

对排尿困难的患者,尽可能避免导尿,可用诱导或按摩膀胱区的方法以助患者排尿。患者由于限制活动,处于某些妨碍排尿的位置;也可能是由于失语不能表达所致。护理者应细心观察,主动询问,定时给患者便器,在可能情况下尽量取直立姿势解除排尿困难。

(1)尿失禁的男患者可用阴茎套连接引流尿袋,每天清洁会阴部,以保持会阴部清洁舒适。

(2)女性尿失禁患者,留置导尿管虽然影响患者情绪,但在急性期内短期的应用是必要的,因为它明显增加了患者的舒适感并减少了压疮发生的机会。

(3)留置导尿管期间要每天进行会阴部护理。密闭式集尿系统除因阻塞需要冲洗外,集合系统的接头不可轻易打开。应定时查尿常规,必要时做尿培养。

6.压疮的护理

可因感染引起骨髓炎、化脓性关节炎、蜂窝织炎,甚至迅速通过表浅组织引起败血症等,这些并发症往往严重威胁患者的生命。

(1)压疮好发部位:多在受压和缺乏脂肪组织保护、无肌肉包裹或肌层较薄的骨骼隆突处,如枕骨粗隆、耳郭、肩胛部、肘部、脊椎体隆突处、髋部、骶尾部、膝关节的内外侧、内外踝、足跟部等处。

(2)压疮的预防措施:①压疮的预防要求做到"七勤",勤翻身、勤擦洗、勤按摩、勤换洗、勤整理、勤检查、勤交代。定时变换体位,1～2小时翻身1次。如皮肤干燥且有脱屑者,可涂少量润滑剂,以免干裂出血。另外还应监测患者的清蛋白指标。②患者如有大、小便失禁,呕吐及出汗等情况,应及时擦洗干净,保持干燥,及时更换衣服、床单,褥子应柔软、干燥、平整。③对肢体瘫痪的卧床患者,配备气垫床以达到对患者整体减压的目的,气垫床使用时注意根据患者的体重调节气垫床充其量。骨骼隆突易受压处,放置海绵垫或棉圈、软枕、气圈等,以防受压水肿,肥胖者不宜用气圈,以软垫更好,或软枕置于腿下,并抬高肢体,变换体位,更为重要。可疑压疮部位使用减压贴保护。④护理患者时动作要轻柔,不可拖拽患者,以防止关节牵拉、脱位或外周组织损伤。翻身后要仔细观察受压部位的皮肤情况,有无将要发生压疮的迹象,如皮肤呈暗红色。检查鼻管、尿管、输液管等是否脱出、折曲或压在身下。取放便盆时,动作更轻巧,防止损伤皮肤。

7.下肢深静脉血栓的护理

长期卧床者,首先在护理中应帮助他们减少形成静脉血栓的因素,例如抬高下肢 20°～30°,下肢远端高于近端,尽量避免膝下垫枕,过度屈髋,影响静脉回流。另外,肢体瘫痪者增加患肢活动量,并督促患者在床上主动屈伸下肢作跖屈和背屈运动,内、外翻运动,足踝的"环转"运动;被动按摩下肢腿部比目鱼肌和腓肠肌,下肢应用弹力长袜,以防止血液滞留在下肢。还应减少在下肢输血、输液,并注意观察患肢皮温、皮色,倾听患者疼痛主诉,因为下肢深静脉是静脉血栓形成的好发部位,鼓励患者深呼吸及咳嗽和早期下床活动。

8.发热的护理

急性脑卒中患者常伴有发热,主要原因为感染性发热、中枢性发热、吸收热和脱水热。

(1)感染性发热:多在急性脑卒中后数天开始,体温逐渐升高,常不规则,伴有呼吸、心率增快,白细胞总数升高。应做细菌培养,应用有效抗生素治疗。

(2)中枢性发热:是病变侵犯了下丘脑,患者的体温调节中枢失去调节功能,导致发热。主要表现两种情况:其一是持续性高热,发病数小时后体温升高至 39～40 ℃,持续不退,躯干和肢体近端大血管处皮肤灼热,四肢远端厥冷,肤色灰暗,静脉塌陷等,患者表现深昏迷、去大脑强直(一种病理性体征)、阵挛性或强直性抽搐、无汗、肢体发凉,患者常在 1～2 天内死亡。其二是持续性低热,患者表现为昏迷、阵发性大汗、血压不稳定、呼吸不规则、血糖升高、瞳孔大小多变,体温多在 37～38 ℃。对中枢性发热主要是对病因进行治疗,同时给予物理降温,如乙醇擦浴、头置冰袋或冰帽等。但应注意缺血性脑卒中患者禁用物理降温法,可行人工冬眠。

物理降温:①乙醇、温水擦浴。可通过在皮肤上蒸发,吸收而带走机体大量的热;②冰袋降温。冰袋可放置在前额或体表大血管处(如颈部、腋下、腹股沟、窝等处);③冰水灌肠。要保留 30 分钟后再排出,便后30分钟测量体温。

人工冬眠疗法:冬眠法分冬眠Ⅰ号和冬眠Ⅱ号,应用人工冬眠疗法可降低组织代谢,减少氧的消耗,并增强脑组织对创伤和缺氧的耐受力,减轻脑水肿和降低颅内压,改善脑缺氧,有利于损伤后的脑细胞功能恢复。

人工冬眠注意事项:①用药前应测量体温、脉搏、呼吸和血压。②注入冬眠药半小时内不宜翻身和搬动患者,防止直立性低血压。③用药半小时后,患者进入冬眠状态,方可行物理降温,因镇静降温作用较强。④冬眠期间,应严密观察生命体征变化及神经系统的变化,如有异常及时报告医师处理。冬眠期间每

2小时测量生命体征1次,并详细记录,警惕颅内血肿引起脑疝。结束冬眠仍应每4小时测体温1次,保持观察体温的连贯性。⑤冬眠期间应加强基础护理,防止并发症发生。⑥减少输液量,并注意水、电解质和酸碱平衡。⑦停止冬眠药物和物理降温时,首先停止物理降温,然后逐渐停用冬眠药,以免引起寒战或体温升高,如有体温不升者要适当保暖,增加盖被和热水袋保温。

(3)吸收热:是脑出血或蛛网膜下腔出血时,红细胞分解后吸收而引起反应热。常在患者发病后3～10天发生,体温多在37.5℃左右。吸收热一般不需特殊处理,但要观察记录出入量并加强生活护理。

(4)脱水热:是由于应用脱水剂或补水不足,使血浆渗透压明显升高,脑组织严重脱水,脑细胞和体温调节中枢受损导致发热。患者表现体温升高,意识模糊,皮肤黏膜干燥,尿少或比重高,血清钠升高,血细胞比容增高。治疗给予补水或静脉输入5%葡萄糖,待缺水症状消失后,根据情况补充电解质。

第四章 内分泌科护理

第一节 糖 尿 病

糖尿病是一种常见的代谢内分泌疾病,可分为原发性和继发性两类。原发性糖尿病简称糖尿病,其基该病理生理改变为胰岛素分泌绝对或相对不足,从而引起糖、脂肪和蛋白质代谢紊乱。临床以血糖升高、糖耐量降低、尿糖、多尿、多饮、多食和消瘦为特点。长期血糖控制不良可并发血管、神经、眼和肾脏等的慢性并发症,急性并发症中以酮症酸中毒和糖尿病非酮症高渗性昏迷多见和严重。糖尿病的患病率在国内为 2‰～3.6‰。继发性糖尿病又称症状性糖尿病,大多继发于拮抗胰岛素的内分泌疾病。

一、病因

该病的病因至今未明,目前学者认为病因与下列因素有关。

(一)遗传因素

遗传因素在糖尿病发病中的重要作用较为肯定,但遗传方式不清。糖尿病患者尤其是成年发病的糖尿病患者有明显的遗传因素,已在家系调查中得到证实。同卵双生子,一个发现有糖尿病,另一个发病的机会就很大。

(二)病毒感染

柯萨奇病毒 B、巨细胞病毒、心肌炎、脑膜炎病毒感染导致胰岛 B 细胞破坏而致糖尿病。幼年发病与病毒感染致胰岛功能减退的关系更为密切。

(三)自身免疫紊乱

糖尿病患者常并发其他自身免疫性疾病,如甲状腺功能亢进症、慢性淋巴细胞性甲状腺炎。此外,在部分糖尿病患者的血清中可发现抗胰岛细胞抗体。

(四)胰高血糖素过多

胰岛细胞分泌胰高血糖素,其分泌受胰岛素和生长激素抑制因子的抑制。糖尿病患者常发现胰高血糖素水平升高,故认为糖尿病除有胰岛素相对或绝对不足外,还有胰高血糖素的分泌增多。

(五)其他因素

现代生活方式、肥胖、紧张的生活和工作节奏、社会应激增加等与糖尿病的发病有密切的关系。

二、糖尿病的分类

(一)1型糖尿病

1型糖尿病的特征为起病较急,"三多一少"症状典型,有酮症倾向,体内胰岛素绝对缺乏,故必须用胰岛素治疗。该病多为幼年发病,多伴特异性免疫或自身免疫反应,血中抗胰岛细胞抗体呈阳性。

(二)2型糖尿病

2型糖尿病多为成年起病,症状不典型,病情进展缓慢。患者对口服降糖药反应好,但后期可因胰岛 B 细胞功能衰竭而需胰岛素治疗。该型中有部分糖尿病患者幼年起病,肥胖,有明显遗传倾向,无须胰岛素治疗,称为幼年起病的成年型糖尿病。2型糖尿病中患者的体重超过理想体重的 20% 为肥胖型,余为非肥胖型。

(三)与营养失调有关的糖尿病

近年来在热带、亚热带地区发现一些糖尿病患者表现为营养不良、消瘦;需要但不完全依赖胰岛素,对胰岛素的需要量大,且不敏感,但不易发生酮症。发病年龄为 10～35 岁,有些病例常伴有胰腺炎,提示糖尿病为胰源性。该病与长期食用一种高碳水化合物、低蛋白的木薯有关。该型中至少存在以下两种典型情况。

1.纤维结石性胰性糖尿病

小儿期有反复腹痛发作史,病理可见胰腺弥漫性纤维化及胰管的钙化。我国已有该型病例报道。

2.蛋白缺乏性胰性糖尿病

该型无反复腹痛既往史,有胰岛素抵抗性,但无胰管内钙化或胰管扩张。

(四)其他类型(继发性糖尿病)

(1)胰腺损伤、胰腺炎、肿瘤、外伤、手术等损伤了胰岛,引起糖尿病。

(2)内分泌疾病引起的糖尿病:如继发于库欣综合征、肢端肥大症、嗜铬细胞瘤、甲状腺功能亢进症,升糖激素分泌过多。

(3)药物或化学物质损伤了胰岛 B 细胞而引起糖尿病。

(4)胰岛素受体异常。

(5)某些遗传性综合征伴发的糖尿病。

(6)葡萄糖耐量异常:一般无自觉症状,多见于肥胖者。葡萄糖耐量试验结果显示患者的血糖水平高于正常人,但低于糖尿病的诊断标准。有报道称对这部分人跟踪观察,发现其中 50% 最终转化为糖尿病。部分患者经控制饮食减轻体重,可使糖耐量恢复正常。

(7)妊娠期糖尿病:指妊娠期发生的糖尿病或糖耐量异常。多数患者分娩后,糖耐量可恢复正常,约 1/3 的患者分娩后可转化为真性糖尿病。

三、临床表现

(一)代谢紊乱综合征

1.1 型糖尿病

1 型糖尿病多见于青少年,起病急,症状有口渴、多饮、多尿、多食、善饥、乏力、组织修复力和抵抗力降低、生长发育障碍等,患者易发生酮症酸中毒。

2.2 型糖尿病

该型在 40 岁以上、体型肥胖的患者中多发。该型的症状较轻。有些患者的空腹血糖正常,仅进食后出现高血糖,尿糖呈阳性。部分患者饭后胰岛素分泌持续增加,3～5 小时可能引起低血糖。在急性应激情况下,患者亦可能发生酮症酸中毒。

(二)糖尿病慢性病变

1.心血管病变

大、中动脉硬化主要侵犯主动脉、冠状动脉、大脑动脉、肾动脉和肢体外周动脉,引起冠心病、脑血栓、肾动脉硬化、肢体动脉硬化等。患病年龄较轻,病情进展也较快。糖尿病患者冠心病和脑卒中的患病率较非糖尿病者高,这两种疾病是近年来糖尿病患者的主要死因。肢体外周动脉硬化常以下肢动脉病变为主,表现为下肢疼痛、感觉异常和间歇性跛行等症状,严重者可导致肢端坏疽。糖尿病患者肢端坏疽的发生率约为正常人的 70 倍。糖尿病患者的心脏微血管病变及心肌代谢紊乱可导致心肌广泛损害,称为糖尿病性心肌病。其主要表现为心律失常、心力衰竭、猝死。

2.糖尿病性肾病变

糖尿病史超过 10 年者合并肾脏病变较常见,主要表现为糖尿病性微血管病变、毛细血管间肾小球硬化症、肾动脉硬化和慢性肾盂肾炎。毛细血管间肾小球硬化症表现为蛋白尿、水肿、高血压。约 40%的 1 型糖尿病患者死于肾衰竭。

3.眼部病变

糖尿病患者的眼部症状较多,临床表现为视觉模糊、调节功能降低、近视、玻璃体混浊和白内障。最常见的是糖尿病视网膜病变。糖尿病病史达 10~15 年,半数以上患者出现这些并发症,并可有小静脉扩张、水肿、渗出、微血管病变,严重者可导致失明。

4.神经病变

神经病变最常见的是周围神经病变,糖尿病的病程为 10 年以上者 90%以上出现神经病变。临床表现为对称性长袜形感觉异常,轻者有对称性麻木、触觉过敏、蚁行感。典型症状是针刺样或烧灼样疼痛,卧床休息时明显,活动时可稍减轻,以致患者不能安宁。触觉和痛觉在晚期减退是患者肢端易受创伤的原因。患者可有运动神经受累,有肌张力低下、肌力减弱、肌萎缩等晚期运动神经损害的表现。自主神经损害表现为直立性低血压、瞳孔小而不规则、光反射消失、泌汗异常、心动过速、胃肠功能失调、胃张力降低、胃内容物滞留、便秘与腹泻交替、排尿异常、尿潴留、尿失禁、性功能减退、阳痿等。

5.皮肤及其他病变

皮肤感染极为常见。真菌感染多见于足部感染。患者可能出现阴道炎、肛门周围脓肿。

四、实验室检查

(1)空腹尿糖、餐后 2 小时尿糖呈阳性。

(2)空腹血糖>7 mmol/L,餐后 2 小时血糖>11.1 mmol/L。

(3)血糖、尿糖检查不能确定糖尿病诊断时,可做口服葡萄糖耐量试验,如糖耐量降低,又能排除非糖尿病所致的糖耐量降低的因素,则有助于糖尿病的诊断。

(4)胰岛素依赖型患者的空腹胰岛素水平低于正常值。

五、护理观察要点

(一)病情判断

糖尿病患者入院后医师首先要明确患者的糖尿病是属于 1 型还是 2 型,明确病情的轻重、有无并发症(包括急性和慢性并发症)。对于合并急性并发症(如糖尿病酮症酸中毒、非酮症高渗性昏迷)护理人员应迅速抢救,给氧,输液,定时做血糖、血气分析、血电解质及尿糖等的检查。

(二)对胰岛素相对或绝对不足所致代谢紊乱症的观察

(1)葡萄糖利用障碍:由于肝糖原合成量降低,分解加速,糖异生增强,临床出现明显的高血糖和尿糖,口渴、多饮、多尿,善饥多食症状加剧。

(2)蛋白质分解代谢加速,导致负氮平衡,患者表现为体重下降、乏力,组织修复和抵抗力降低,儿童则出现发育障碍、延迟。

(3)脂肪动用增强,血游离脂肪酸浓度升高,酮体的生成速度超过组织排泄速度,可发展为酮症及酮症酸中毒。脂肪代谢紊乱可导致动脉粥样硬化,影响眼底动脉、脑动脉、冠状动脉、肾动脉及下肢动脉,发生相应的病变,如心肌梗死、脑血栓形成、肾动脉硬化、肢端坏死。

(三)对其他糖尿病慢性病变的观察

观察神经系统症状、视力障碍、皮肤变化,有无创伤、感染等。

(四)生化检验

生化检验包括尿糖、血糖、糖化血红蛋白、血脂、肝功能、肾功能、血电解质的检验和血气分析等。

(五)对糖尿病酮症酸中毒的观察

1.诱因

常见的诱因是感染、胰岛素中断或减量过多、饮食不当、外伤、手术、分娩、有情绪压力、过度疲劳等。患者对胰岛素的需要量增加。

2.症状

症状有烦渴、多尿、消瘦、软弱加重,逐渐出现恶心、呕吐、脱水,甚至少尿、肌肉疼痛、痉挛。亦可有不明原因的腹部疼痛、头痛、嗜睡,甚至昏迷。

3.体征

(1)有脱水征:皮肤干燥,缺乏弹性,眼球下陷。

(2)库斯莫尔呼吸:呼吸深快,节律不整,呼气有酮味(烂苹果味)。

（3）循环衰竭表现：脉细速，四肢厥冷，血压下降，甚至休克。

（4）各种反射迟钝、消失，嗜睡甚至昏迷。

4.实验室检查

血糖显著升高＞16.7 mmol/L，血酮含量升高，二氧化碳结合力降低，尿糖及尿酮体呈强阳性反应，血白细胞计数升高。酸中毒失代偿期血 pH＜7.35，动脉 HCO_3^- 低于 15 mmol/L，剩余碱负值增大，血 K^+、Na^+、Cl^- 的含量降低。

（六）对低血糖的观察

1.常见原因

糖尿病患者过多地使用胰岛素，口服降糖药物，进食减少，或活动量增加而未增加食物的摄入。

2.症状

症状有头晕、眼花、有饥饿感、软弱无力、颤抖、出冷汗、心悸、脉搏快，严重者出现精神、神经症状甚至昏迷。

3.体征

患者面色苍白，四肢湿冷，心率加快，血压在初期上升，在后期下降，出现共济失调，定向障碍甚至昏迷。

4.实验室检查

血糖＜2.78 mmol/L。

（七）对糖尿病非酮症高渗性昏迷的观察

1.诱因

该病常见于老年糖尿病患者，常突然发作。诱因为感染、急性胃肠炎、胰腺炎、脑卒中、严重肾脏疾病、血液透析治疗、手术及服用加重糖尿病的某些药物（如可的松、免疫抑制剂，噻嗪类利尿剂），在病程早期因误诊而输入葡萄糖注射液，口服大量糖水、牛奶，诱发或促使病情发展恶化，可出现该病。

2.症状

症状为多尿、多饮、发热、食欲减退、恶心、失水、嗜睡、出现幻觉、上肢震颤、昏迷。

3.体征

体征为失水及休克。

4.实验室检查

实验室检查可见高血糖（＞33.0 mmol/L）、高血浆渗透压（＞330 mmol/L）、高钠血症和氮质血症,血酮、尿酮呈阴性或轻度升高。

六、饮食治疗护理

饮食治疗是糖尿病治疗中最基本的措施。通过饮食控制,减轻胰岛 B 细胞的负担,以求恢复或部分恢复胰岛的分泌功能,对于年老肥胖者饮食治疗常常是主要或单一的治疗方法。

(一)饮食细算法

1.计算出患者的理想体重

身高(cm)－105＝体重(kg)。

2.饮食总热量的估计

根据理想体重和工作性质,估计每天所需总热量。

儿童、孕妇、乳母、营养不良及消瘦者、伴有消耗性疾病者应酌情增加热量,肥胖者酌情减少热量,使患者体重逐渐下降到正常体重±5％。

3.食物中糖、蛋白质、脂肪的分配比例

按成人每天每千克体重$(1\sim1.5)\times10^{-3}$kg 计算蛋白质,按每天每千克体重$(0.6\sim1)\times10^{-3}$kg 计算脂肪,从总热量中减去蛋白质和脂肪所提供热量,余下的热量则为糖所提供的热量。总体来说糖类提供的热量占饮食总热量的50％～60％,蛋白质提供的热量占 12％～15％,脂肪提供的热量约占 30％。但近来有实验证明,在总热量不变的情况下,增加糖类提供热量的比例,即糖类提供的热量占总热量的 60％～65％,对糖尿病的控制有利。此外,在糖类食物中,高纤维碳水化合物更佳。

4.热量分布

三餐热量分布约为 1/5、2/5、2/5 或 1/3、1/3、1/3,亦可按饮食习惯和病情予以调整,如可以分为四餐。

(二)饮食粗算法

(1)肥胖患者每天的主食为 200～300 g,副食中蛋白质为 30～60 g,脂肪为 25 g。

(2)体重在正常范围者:轻体力劳动者每天的主食为 250～400 g,重体力劳动者每天的主食为 400～500 g。

(三)注意事项

(1)护理人员应向患者阐明饮食治疗的目的和要求,使患者自觉遵守医嘱,按规定进食。

（2）患者应严格定时进食，尤其是使用胰岛素治疗的患者。如因故不能进食，餐前应暂停注射胰岛素，注射胰岛素后，要定时进食。

（3）除三餐主食外，糖尿病患者不宜食用甜食。水果含糖量多，病情控制不好时应禁止食用；病情控制较好时，可少量食用。护理人员应劝说患者的亲友不送其他食物，并要检查患者每次的进餐情况，核对数量是否符合要求，患者是否按量进食。

（4）患者需甜食时，一般食用糖精、木糖醇或其他代糖品。

（5）控制饮食的关键在于控制总热量。在治疗开始，患者会因饮食控制而出现易饥的感觉，此时可增加蔬菜、豆制品等副食。在蔬菜中碳水化合物含量少于5%的有南瓜、青蒜、小白菜、油菜、菠菜、西红柿、冬瓜、黄瓜、芹菜、大白菜、茄子、卷心菜、茭白、韭菜、丝瓜等。豆制品含碳水化合物为1%～3%的有豆浆、豆腐，含4%～6%的有豆腐干等，均可食用。

（6）在总热量不变的原则下，凡增加一种食物应同时相应减去其他食物，以保证平衡。护理人员应指导患者熟悉并灵活掌握食品热量交换表。

（7）护理人员应定期测量患者的体重，一般每周1次；定期监测血糖、尿糖变化，观察饮食控制效果。

（8）当患者腹泻或饮食锐减时，护理人员要警惕腹泻诱发的糖尿病急性并发症，同时也应注意有无电解质失衡，必要时给予输液以免患者过度脱水。

七、运动疗法护理

（一）运动的目的

运动能促进血液循环中的葡萄糖与游离脂肪酸的利用，降低血糖、甘油三酯，增加人体对胰岛素的敏感性，使胰岛素与受体的结合率增加。对肥胖的糖尿病患者，运动既可减轻体重、降低血压，又能改善机体的异常代谢状况，改善血液循环与肌肉张力，增强体力，还能减轻患者的压力和紧张性。

（二）运动方式

最好做有氧运动，如散步、跑步、骑自行车、做广播操、游泳、爬山、打太极拳、打羽毛球、滑冰、划船。步行安全、简便、容易坚持，可作为首选的锻炼方式。步行30分钟约消耗能量0.4 J，如每天坚持步行30分钟，1年内可减轻体重4 kg。骑自行车每小时消耗1.2 J，游泳每小时消耗1.2 J，跳舞每小时消耗1.21 J，球类活动每小时消耗1.6～2.0 J。

(三)运动时间的选择

2型糖尿病患者运动时肌肉利用葡萄糖增多,血糖明显下降,但不易出现低血糖。因此,2型糖尿病患者什么时候进行运动无严格限制。1型糖尿病患者在餐后0.5～1.5小时运动较为合适,可使血糖下降。

(四)注意事项

(1)在运动前,首先请医师评估糖尿病的控制情况,有无增殖性视网膜病变、肾病和心血管病变。有微血管病变的糖尿病患者,在运动时最大心率应限制在同年龄正常人最大心率的80%～85%,血压升高不要超过26.6/13.8 kPa,晚期病变者的运动应限于快步走路或轻体力活动。

(2)采用适中的运动量,逐渐增加,循序渐进。

(3)不在胰岛素作用高峰时间运动,以免发生低血糖。

(4)向运动肢体注射胰岛素,可使胰岛素吸收加快,应予注意。

(5)注意运动诱发的迟发性低血糖,它可在运动停止后数小时发生。

(6)坚持运动,不要随便中断,但要避免过度运动。

八、口服降糖药物治疗护理

口服降糖药主要有磺脲类和双胍类,这两类药物是治疗大多数2型糖尿病的有效药物。

(一)磺脲类

磺脲类包括D860、优降糖、达美康、美吡达、格列波脲、糖适平等。

1.作用机制

主要作用机制是刺激胰岛B细胞释放胰岛素,还可以减少肝糖原输出,增加周围组织对糖的利用。

2.适应证与禁忌证

(1)适应证:只适用于胰岛B细胞有分泌胰岛素功能者。

(2)禁忌证:①2型糖尿病的轻度、中度患者。②单纯饮食治疗无效的2型糖尿病患者。③有1型和重度糖尿病、有酮症史或出现严重的并发症以及肝、肾疾病和对磺脲类药物过敏者。

3.服药观察事项

(1)磺脲类药物,尤其是优降糖,在用药剂量过大时,可发生低血糖反应,甚至低血糖昏迷,如果患者伴有肝、肾功能不全或同时服用一些可以延长磺脲类药物作用时间的药物(如普萘洛尔、苯妥英钠、水杨酸制剂),可能促进低血糖反应出现。

(2)患者出现胃肠道反应,如恶心、厌食、腹泻等。出现这些不良反应时,服用制酸剂可以使症状减轻。

(3)患者出现得较少的不良反应如变态反应,表现为皮肤红斑、荨麻疹。

(4)患者可能发生粒细胞计数减少、血小板计数减少、全血细胞计数减少和溶血性贫血。这些症状常出现在用药后6~8周,出现这些症状或不良反应时,应及时停药和予以相应处理。

(二)双胍类

常用药物有二甲双胍。苯乙双胍现已少用。

1.作用机制

双胍类降糖药可增加外周组织对葡萄糖的利用,减少糖原异生,使肝糖原输出下降,也可通过抑制肠道吸收葡萄糖、氨基酸、脂肪、胆固醇来发挥作用。

2.适应证

(1)主要用于治疗2型糖尿病中经饮食控制失败者。

(2)肥胖,需要减重但又难控制饮食者。

(3)1型糖尿病用胰岛素后血糖不稳定者可加服二甲双胍。

(4)已试用磺脲类药物或已加用运动治疗但失效。

3.禁忌证

(1)凡肝、肾功能不好,低血容量者用此药物易引发乳酸性酸中毒。

(2)1型糖尿病患者不能单用此药。

(3)有严重糖尿病并发症。

4.服药观察事项

服用该类药物易发生胃肠道反应,因有效剂量与发生不良反应剂量很接近。常见胃肠症状有厌食、恶心、呕吐、腹胀、腹泻等,多发生在用药1~2天,易致体重下降,故消瘦者慎用该类药物。双胍类药物可抑制维生素 B_{12} 的吸收,导致维生素 B_{12} 缺乏;可引起乳酸性酸中毒;长期服用可致嗜睡、头昏、倦怠、乏力。

九、胰岛素治疗护理

胰岛素能加速糖利用,抑制糖原异生以降低血糖,并改善脂肪和蛋白质代谢,目前使用的胰岛素制剂一般是从家畜(牛、猪)或鱼的胰腺制取的,基因重组人胰岛素也常用,如诺和灵、优泌林。因胰岛素是一种蛋白质,口服后易被消化酶破坏而失效,故需用注射法给药。

(一)适应证

(1)患者为 1 型糖尿病患者。

(2)患者为重型消瘦型。

(3)患者有糖尿病急性并发症或有严重心、肾、眼并发症的糖尿病。

(4)患者处于饮食控制或口服降糖药不能控制病情时。

(5)患者处于外科大手术前后。

(6)患者处于妊娠期、分娩期。

(二)制剂类型

制剂可分为短(速)效、中效和长效 3 种。3 种均可经皮下或肌内注射,而仅短效胰岛素可作静脉注射用。

(三)注意事项

(1)胰岛素的保存:长效及中效胰岛素在 5 ℃可放置 3 年而效价不变,而普通胰岛素(RI)在 5 ℃放置 3 个月后效价稍减。一般而言,中效及长效胰岛素比 RI 稳定。胰岛素在使用时放在室温中 1 个月效价不会改变。胰岛素不能冰冻,温度太低可使胰岛素变性。在使用前应注意观察,如发现胰岛素有异样或结成小粒,应弃之不用。

(2)注射胰岛素的剂量需准确,用 1 mL 注射器抽吸。要注意剂量换算,有的胰岛素 1 mL 内含 40 U,也有含 80 U、100 U 的,必须分清,注意不要把 U 误认为 mL。

(3)使用时注意胰岛素的有效期,一般胰岛素出厂后有效期多为 1~2 年,过期胰岛素影响效价。

(4)用具和消毒:把 1 mL 玻璃注射器及针头用高压蒸气消毒最理想,在家庭中可采用 75%乙醇浸泡法,每周用沸水煮 15 分钟。现多采用一次性注射器、笔式胰岛素注射器等。

(5)混合胰岛素的抽吸:同时注射 RI 和鱼精蛋白锌胰岛素(PZI)前,要先抽 RI,后抽 PZI,并充分混匀,因为 RI 是酸性的,其溶液不含酸碱缓冲液,而 PZI 则含缓冲液,若先抽 PZI 则可能使 RI 因 pH 改变而变性,反之,如果把小量 RI 混至 PZI 中,因 PZI 有缓冲液,对 pH 的影响不大。另外 RI 与 PZI 混合后,在混合液中 RI 的含量减少,而 PZI 含量增加,这是因为 PZI 所含鱼精蛋白锌只有一部分和胰岛素结合,当 RI 与其混合后,没有结合的一部分能和加入的 RI 结合,使其变成 PZI。

(6)注射部位的选择与轮替:注射胰岛素采用皮下注射法,宜选择皮肤疏松的部位,如上臂三角肌、臀大肌、股部、腹部,若患者自己注射以股部和腹部最方便。注射部位要有计划地轮替(左肩→右肩→左股→右股→左臀→右臀→腹部→左肩),针眼之间应间隔 1.5～2 cm,1 周内不要在同一部位注射 2 次。以免形成局部硬结,影响药物的吸收及疗效。

(7)经常运动的部位会造成胰岛素吸收太快,应避免注射。吸收速度依注射部位而定,如把 RI 注射于三角肌后吸收速度快于大腿前侧,注射于大腿、腹部注射后吸收速度快于臀部。

(8)餐前 15～30 分钟注射胰岛素,护理人员应严格要求患者按时就餐,要安排好注射时间与进餐时间,防止低血糖反应的发生。

(9)各种原因引起的食欲减退、进食量少或因胃肠道疾病呕吐、腹泻、而未及时减少胰岛素用量,都可引起低血糖,因此,注射前护理人员应注意患者的病情变化,询问进食情况,如有异常,及时报告医师,做相应处理。

(10)如从动物胰岛素换成人胰岛素,则应减少剂量,大约减少 1/4 剂量。

(四)不良反应观察

1.低血糖反应

低血糖反应是最常见的不良反应,其症状有饥饿、头晕、软弱、心悸、出汗、脉速等,重者晕厥、昏迷、癫痫等。对轻者进食饼干、糖水,对重者静脉注射 50%的葡萄糖 20～40 mL。

2.变态反应

极少数人有变态反应,如出现荨麻疹、血管神经性水肿、紫癜。可用抗组胺药,对重者需调换胰岛素剂型或采用脱敏疗法。

3.胰岛素性水肿

胰岛素性水肿多发生在糖尿病控制不良、糖代谢显著失调,经胰岛素治疗迅速得到控制时,表现为下肢轻度水肿直至全身性水肿,可自然消退。处理方法主要是给患者低盐饮食、限制水的摄入,必要时给予利尿剂。

4.局部反应

注射部位红肿、发痒、硬结、皮下脂肪萎缩等,多见于小儿与青年。预防局部反应可采用高纯度胰岛素制剂、注射部位轮替、胰岛素深部注射法。

第二节 痛 风

一、疾病概述

(一)疾病概述

痛风(gout)是嘌呤代谢障碍或尿酸排泄障碍引起的代谢性疾病,但痛风发病有明显的异质性,除高尿酸血症外可表现为急性关节炎、痛风石沉积、慢性关节炎、关节畸形、慢性间质性肾炎和尿酸性尿路结石。随着经济发展和生活方式改变,其患病率逐渐上升。痛风的发病年龄为30~70岁,男性的发病年龄有年轻化趋势,一般成人仅有10%~20%的高尿酸血症者发生痛风,老年人高尿酸血症的患病率达24%以上。高尿酸血症发生的男女比例为2:1,而痛风发病的男女比例为20:1,即95%的痛风患者是男性。这是因为一般来说男性喜饮酒,喜食富含嘌呤、蛋白质的食物,使体内尿酸增加,排出减少。

(二)相关病理生理

痛风的发生取决于血尿酸的浓度和尿酸在体液中的溶解度。血尿酸的平衡取决于嘌呤的吸收、代谢和排泄。①嘌呤的吸收:体内的尿酸20%来源于摄取的富含的嘌呤食物,摄入该类食物过多可诱发痛风。②嘌呤的代谢:尿酸是嘌呤代谢的终产物,正常人的约1/3的尿酸在肠道经细菌降解处理,约2/3经肾以原型排出。体内80%的尿酸来源于生物合成。参与尿酸代谢的嘌呤核苷酸有3种:次黄嘌呤核苷酸、腺嘌呤核苷酸、鸟嘌呤核苷酸。在嘌呤代谢的过程中,各环节都有酶参与调控,一旦酶发生异常,即可发生血尿酸增多或减少。③嘌呤的排泄:在原发性痛风中,80%~90%的病例的直接发病机制是肾小管对尿酸盐的清除率下降或重吸收率升高。痛风意味着尿酸盐结晶、沉积所致的反应性关节炎或痛风石疾病。

(三)痛风的病因与诱因

临床上仅有部分高尿酸血症的患者发展为痛风,确切原因不清。临床上分为原发性和继发性痛风两大类。原发性痛风基本属于遗传性的,与肥胖、原发性高血压、血脂异常、糖尿病、胰岛素抵抗关系密切。继发性痛风主要由肾病、血液病等疾病或药物、高嘌呤食物等引起。

(四)临床表现

该病临床多见于 40 岁以上的男性,女性多在绝经期后发病。

1.无症状期

早期症状不明显,有些患者可终身不出现症状,仅有血尿酸持续性或波动性升高。随着年龄增长,其患病率也增大,且与高尿酸血症的水平和持续时间有关。

2.急性关节炎期

急性关节炎期常有以下特点:①患者多在夜间或清晨突然起病,多有剧痛,数小时内出现受累关节的红、肿、热、痛和功能障碍,这最常见于单侧拇趾及第 1 跖趾关节,其次为踝、膝、腕、指、肘等关节。②用秋水仙碱治疗后,关节炎症状可迅速缓解。③患者发热,白细胞计数增多。④初次发作常呈自限性,数天内自行缓解,受累关节局部皮肤出现脱屑和瘙痒,是该病特有的表现。⑤用偏振光显微镜检查关节腔滑囊液可见双折光的针形尿酸盐结晶,是确诊该病的依据。⑥患者有高尿酸血症。

3.痛风石及慢性关节炎期

痛风石是痛风的特征性临床表现,是尿酸盐沉积所致,常见于耳轮、跖趾、指间和掌指关节,常为多关节受累,多见于关节远端,表现为关节肿胀、僵硬、畸形及周围组织的纤维化和变形,严重时患处皮肤发亮、变薄,破溃则有豆渣样的白色物质排出。

4.肾脏病变

肾脏病变分为痛风性肾病和尿酸性肾石病 2 种。前者早期仅有间歇性蛋白尿,随着病情的发展而呈持续性。晚期可发生肾功能不全,表现为水肿、高血压、血尿素氮和肌酐升高。少数表现为急性肾衰竭,出现少尿或无尿。10%～25%的痛风患者的肾脏有尿酸结石,呈泥沙样,常无症状,有结石者可发生肾绞痛、血尿。

(五)辅助检查

1.血尿酸测定

正常值:男性的血尿酸为 150～380 $\mu mol/L$,女性的血尿酸为 100～300 $\mu mol/L$。

2.尿酸测定

限制嘌呤饮食 5 天后,每天尿酸排出量超过 3.57 mmol/L,可认为尿酸生成增多。

3.滑囊液或痛风石内容物检查

急性关节炎期行关节穿刺,提取滑囊液,在显微镜下检测,可见针形尿酸盐结晶。

4.X线检查

急性关节炎期可见非特征性软组织肿胀;慢性期或反复发作后可见软骨破坏,关节面不规则,特征性改变为骨质呈穿凿样,有虫蚀样圆形或弧形的透亮缺损。

5.计算机断层扫描(CT)与磁共振成像(MRI)检查

CT扫描受累部位可见不均匀的斑点状高密度痛风石影像。MRI的T_1和T_2加权图像呈斑点状低信号。

(六)主要治疗原则

目前尚无根治原发性痛风的方法。治疗原则:①控制高尿酸血症,预防尿酸盐沉积。②迅速终止急性关节炎的发作,防止复发。③防止尿酸结石的形成和肾功能损害。

(七)治疗

1.一般治疗

控制饮食总热量:限制饮酒和大量摄入高嘌呤食物(如动物的内脏);每天饮水2 000 mL以上以增加尿酸排泄;慎用抑制尿酸排泄的药物,如噻嗪类利尿药;避免诱发因素,积极治疗相关疾病。

2.高尿酸血症的治疗

(1)排尿酸药:抑制近端肾小管对尿酸盐的重吸收,增加尿酸的排泄量,降低尿酸水平,适用于肾功能良好者。当内生肌酐清除率<30 mL/min时无效;已有尿酸盐结石形成或每天排出尿酸盐>3.57 mmol 时不宜使用。用药期间多饮水,并服用碳酸氢钠 3～6 g/d。常用药物有苯溴马隆、丙磺舒、磺吡酮等。

(2)抑制尿酸生成药物:常用药物为别嘌醇,通过抑制黄嘌呤氧化酶,使尿酸的生成减少,适用于尿酸生成过多或不适合使用排尿酸药物者。

3.急性痛风性关节炎期的治疗

患者要绝对卧床休息,抬高患肢,避免负重,迅速使用秋水仙碱,越早用药疗效越好。

(1)秋水仙碱:是治疗急性痛风性关节炎的特效药,通过抑制中性粒细胞、单核细胞释放白三烯 B_4、白细胞介素-1 等炎症因子,同时抑制炎症细胞的变形和趋化,从而缓解炎症。不良反应有恶心、呕吐、厌食、腹胀和水样腹泻,如出现上述症状应及时调整剂量或停药;还可出现白细胞、血小板计数减少等,也会发生脱发。

(2)非甾体抗炎药:通过抑制花生四烯酸代谢中的环氧化酶活性,进而抑制前列腺素的合成而达到消炎、镇痛的作用。活动性消化性溃疡、消化道出血为禁忌证。常用药物有吲哚美辛、双氯芬酸、布洛芬、罗非昔布等。

(3)糖皮质激素:上述药物治疗无效或不能使用秋水仙碱和非甾体抗炎药时,可考虑使用糖皮质激素或促肾上腺皮质激素(ACTH)短程治疗。疗程一般不超过 2 周。

二、护理评估

(一)一般评估

1.生命体征
护理人员应每天监测患者的体温、脉搏、呼吸、血压。

2.关节与皮肤
护理人员应评估患者痛风石、关节炎的情况;评估皮肤的情况,如有无皮疹、剥脱性皮炎、出血性带状疱疹、过敏性皮炎。

3.相关记录
护理人员应记录患者的饮食、皮肤等情况,必要时记录饮水量。

(二)身体评估

1.视诊
护理人员应观察患者的痛风石、关节炎的情况,有无红、肿、热、痛等;观察全身皮肤情况,有无皮疹等异常。

2.触诊
护理人员应对患者的痛风石、关节炎的疼痛情况进行触诊;检查皮肤弹性,皮肤受压是否褪色等。

(三)心理社会评估

护理人员应评估患者对治疗的信心、对痛风相关知识的掌握情况。

(四)辅助检查

1.血尿酸
男性的血尿酸超过 420 $\mu mol/L$,女性的血尿酸>350 mmol/L,可诊断为高尿酸血症。血尿酸波动较大,应反复监测。限制嘌呤饮食5天后,如每天小便中尿酸排出量>3.57 mmol/L,则提示尿酸生成增多。

2.对滑囊液或痛风石检查

急性关节炎期行关节腔穿刺,抽取滑囊液,如见白细胞内有双折光现象的针形尿酸结晶,可作为确诊该病的依据。痛风结石活检也可见此现象。

3.对慢性并发症的检查

做全身关节和足部检查、疼痛评估等。

(五)主要用药的评估

1.对治疗高尿酸血症药的评估

评估与记录用药剂量、用药时间、药物不良反应。

2.对急性痛风性关节炎期治疗药物的评估

评估用药剂量、用药时间、药物不良反应,注意是否出现反跳现象。

三、主要护理诊断/问题

(一)疼痛

关节痛与痛风结石、关节炎症有关。

(二)躯体活动障碍

躯体活动障碍与关节受累、关节畸形有关。

(三)知识缺乏

患者缺乏关于痛风的用药知识和饮食知识。

(四)潜在并发症

潜在并发症为肾衰竭。

四、护理措施

(一)疾病知识指导

护理人员应指导患者与家属有关痛风预防、饮食、治疗、活动等的相关知识,例如,如注意避免进食高蛋白和高嘌呤的食物,忌饮酒,每天多饮水,饮水量>2 000 mL/d,特别是服排尿酸药物时更应多饮水,以帮助尿酸排出。

(二)保护关节指导

护理人员应指导患者日常生活中要注意:①活动时尽量使用大肌群,如能用肩部负重,就不用手提,能用手臂,就不用手指。②避免长时间持续进行重体力劳动。③经常变换姿势,保持受累关节舒适。④如有关节局部温热和肿胀,尽可能避免其活动。如运动后疼痛超过 1~2 小时,应暂时停止该项运动。

(三)药物服用的指导

排尿酸药、抑制尿酸生成药的服用量应逐渐递增,用药过程中应按要求对肝功能、肾功能和尿酸水平进行测定,注意胃肠道反应,有无皮疹、过敏性皮炎等不良情况。如发生上述不良反应,应减量。

(四)关节及皮肤护理

护理人员应指导患者保持关节功能位,防止变形;嘱患者保持皮肤清洁,防止外伤导致皮肤破损,一旦发生皮肤破损,应及时处理;如皮肤出现瘙痒,注意不要抓破皮肤。

五、护理效果评估

(1)患者血尿酸的水平正常。

(2)患者尿尿酸的检测结果正常。

(3)患者没有出现关节肿胀、畸形等并发症。

(4)患者及家属基本掌握痛风的相关知识,特别是预防和饮食的相关知识。

第三节　皮质醇增多症

皮质醇增多症又称库欣综合征,是多种原因使肾上腺皮质分泌过盛的糖皮质激素所引起的综合征。主要表现为向心性肥胖、多血质貌、皮肤紫纹、高血压等。女性患者多于男性患者,成人患者多于儿童患者。

一、病因

肾上腺皮质通常是在 ACTH 作用下分泌皮质醇,当皮质醇超过生理水平时,就反馈抑制 ACTH 的释放。该病的发生表明皮质醇或 ACTH 分泌调节失衡,或肾上腺无须 ACTH 作用就能自行分泌皮质醇,或是皮质醇对 ACTH 的分泌不能发挥正常的抑制作用。

(一)原发性肾上腺皮质病变——原发于肾上腺的肿瘤

其中皮质腺瘤约占 20%,皮质腺癌约占 5%,其生长与分泌不受 ACTH

控制。

(二)垂体瘤或下丘脑-垂体功能紊乱

继发于下丘脑-垂体病者可引起肾上腺皮质增生型皮质醇增多症或库欣病。

(三)异源 ACTH 综合征

肿瘤产生类 ACTH 活性物质,少数可能产生类促肾上腺皮质激素释放因子样物质,刺激肾上腺皮质增生,促使肾上腺皮质分泌过多的皮质类固醇。该综合征多见于肺燕麦细胞癌(约占异源 ACTH 综合征的 50%),其次是胸腺癌与胰腺癌(约占异源 ACTH 综合征的 10%)。

(四)医源性糖皮质激素增多症

该症由长期大量应用糖皮质激素治疗所致。

二、临床表现

(一)体型改变

脂肪代谢障碍造成头、颈、躯干肥胖,即"水牛背";两侧颊部脂肪堆积造成脸部轮廓呈圆形,即"满月脸";嘴唇前突微开,前齿外露,呈多血质面容;四肢消瘦为临床诊断提供线索。

(二)蛋白质分解过多

蛋白质分解过多表现为皮肤变薄,真皮弹力纤维断裂,出现紫纹,肌肉消瘦,乏力,骨质疏松,容易发生骨折。

(三)水钠潴留

患者表现高血压、足踝部水肿。

(四)性腺功能障碍

性腺功能障碍表现为多毛,长痤疮、女性月经减少或停经、出现胡须、喉结增大等,男性可出现性欲减退、阴茎缩小、睾丸变软等。

(五)抵抗力降低

患者易发生霉菌及细菌感染,甚至出现菌血症、败血症。

(六)精神障碍

患者常有不同程度的情绪变化,如烦躁、失眠,个别患者可发生偏执狂症。

三、检查

(一)生化检查

(1)尿 17-羟皮质类固醇(17-OHCS)＞20 mg/24 h。

(2)经小剂量地塞米松抑制试验,皮质醇不能被抑制。

(3)尿游离皮质醇＞110 μg/24 h。

(4)血浆皮质醇含量升高,昼夜节律消失。

(5)低血钾性碱中毒。

(二)肾上腺病变部位检查

做腹膜后充气造影、肾上腺同位素扫描、B 超或 CT 扫描等。

(三)蝶鞍部位检查

做 X 线蝶鞍正侧位片或断层 X 线检查、CT 扫描,如发现蝶鞍扩大,骨质破坏,说明垂体有占位性病变。

四、护理

(一)观察要点

(1)病情判断:皮质醇增多的临床表现如前所述,但由于病因不同,可有不同表现,应仔细观察,以提供临床诊断依据。肾上腺肿瘤所致的库欣综合征没有色素沉着,而垂体性库欣病和异源 ACTH 综合征由于血浆 ACTH 高,皮肤色素加深,且以异源 ACTH 综合征更为明显。肾上腺恶性肿瘤多见于儿童,并且多有性征改变。异源 ACTH 综合征由恶性肿瘤所致,患者消瘦、水肿明显,并且有严重低血钾性碱中毒。

(2)观察患者的体型异常状态的改变。

(3)观察患者的心率,有无高血压及心脑缺血表现。

(4)观察患者有无发热等感染症状。

(5)观察患者的皮肤、肌肉、骨骼状态:有无皮肤干燥、皮下出血、痤疮、创伤化脓、四肢末梢发绀、水肿、多毛、肌力低下、乏力、疲劳感、骨质疏松与病理性骨折等。

(6)观察尿量、尿液性状改变:有无血尿、蛋白尿、尿糖。

(7)观察患者有无失眠、烦躁不安、抑郁、兴奋、精神异常等表现。

(8)观察患者有无电解质紊乱和糖尿病等症状。

(9)观察患者有无月经异常、性功能改变等。

(二)检查的护理

皮质醇增多症的确诊、病理分类及定位诊断依赖于实验室检查。有没有皮质醇增多症,是什么原因引起的,在做治疗之前,都需要检查清楚。

1.筛选试验

检查有无肾上腺皮质分泌的异常,方法如下:①测定 24 小时尿 17-OHCS、17-KS、游离皮质醇。②测定血浆皮质醇。③检查皮质醇分泌节律:正常皮质醇分泌呈昼夜节律性改变。清晨高,午夜低。检查时可分别于 8:00、16:00、24:00 抽血测皮质醇。皮质醇增多症患者不但分泌量改变,而且节律消失,下午血皮质醇浓度等于或高于清晨血皮质醇浓度。皮质醇节律消失是该病的早期表现。④小剂量地塞米松抑制试验:(服地塞米松 0.5 mg,6 小时 1 次,共 48 小时)皮质醇增多症者不受小剂量地塞米松抑制。

2.定性试验

为了进一步鉴别肾上腺皮质为增生或肿瘤,可行大剂量地塞米松抑制试验。将地塞米松增加至 2 mg,方法与小剂量法相同。该法对肾上腺皮质增生者至少可抑制50%以上的肾上腺皮质激素,而肾上腺肿瘤或异源 ACTH 综合征呈阴性结果。

3.其他

需要拍摄头颅、胸、肾的 X 线照片,做 CT、MRI 检查,检查血生化指标等。

在这些检查中,除了保证方法和收集标本正确外,试验药物的服用时间、剂量是试验成败的关键。护理人员一定要按量、按时投送药物并看患者服下全部药物,如有呕吐,要补足剂量。

(三)预防感染

(1)患者由于全身抵抗力下降,易被细菌或真菌感染,但感染症状不明显。因此,护理人员应对患者进行卫生指导。

(2)护理人员应早期发现感染症状,如患者出现咽痛、发热以及尿路感染等症状,及时报告医师,及时处理。

(四)观察精神症状,防止发生意外

(1)患者多表现为精神不安、抑郁状态、失眠或兴奋状态。失眠往往是精神症状的早期表现,应予重视。护理人员需特别注意产生抑郁之后企图自杀者,患者身边不宜放置危险物品。

(2)患者情绪不稳定时,护理人员应避免讲刺激性的言语,要耐心倾听其谈话。

(3)护理人员应理解患者因容貌、体态的变化而产生的苦闷,多给予解释、安慰。

(五)饮食护理

(1)护理人员应给予高蛋白、高维生素、低钠、高钾饮食。

(2)患者每餐进食不宜过多或过少,宜均匀进餐,护理人员应指导患者采用营养均衡的饮食。

(3)并发糖尿病者应按糖尿病饮食要求限制主食的摄入量。

(六)防止外伤、骨折

(1)患者容易发生肋骨、脊柱的自发性骨折,如有骨质疏松、肌力低下,容易挫伤、骨折,护理人员应关心患者日常生活、活动的安全,防止受伤。

(2)该病患者的皮肤薄,易发生皮下瘀斑,注射、抽血后按压针眼的时间宜长。护理人员应嘱患者要穿着柔软的睡衣,不要系紧腰带;勿用力搓澡,防止碰伤。

(3)护理人员应嘱患者在疲劳、倦怠时,不要勉强参加劳动,限制活动范围与运动量;指导患者遵守日常生活制度。

(七)治疗护理

1.病因治疗

对已查明的垂体或肾上腺腺瘤或腺癌给予手术和/或放射治疗,去除病因。对异位分泌 ACTH 的肿瘤亦争取定位,行手术和/或放射治疗。

2.抑制糖皮质激素合成的药物

抑制糖皮质激素合成的药物的适用范围:①为存在严重代谢紊乱(低血钾、高血糖、骨质疏松)的患者做术前准备。②对不能手术治疗的异位分泌 ACTH 肿瘤的患者行姑息性治疗。服药剂量宜由小至大,注意药物不良反应。多于饭后服用该药,以减少胃肠道反应。

3.并发症的预防与护理

如果不治疗皮质醇增多症,患者可于数年内死于感染、高血压,或可能自杀,所以对于该病应争取早期诊断、早期治疗,防止并发症、预防感染和外伤,控制高血压及糖尿病;更应注意精神护理,防止患者自杀。

(八)心理护理

(1)绝大多数患者呈向心性肥胖、满月脸、水牛背等,不愿接受这一现实,护理人员切勿当面议论其外表。

(2)手术是治疗该病的重要手段,患者往往对手术有顾虑而焦躁不安、情绪低落、不思饮食,有的患者因手术费用高、担心预后等而产生情绪的改变。针对以上心理状态,护理人员应向其讲解手术治疗的效果、手术成功事例及术前注意事项,以消除其顾虑,帮助其树立战胜疾病的信心。

第四节 高 脂 血 症

高脂血症是指脂质代谢或运转异常而使血浆中一种或几种脂质浓度高于正常浓度的一类疾病。血脂在血液中是以脂蛋白的形式进行运转的,因此高脂血症实际上也可认为是高脂蛋白血症。老年人高脂血症的发病率明显高于年轻人。血浆低密度脂蛋白(LDL)、血清总胆固醇(TC)、高密度脂蛋白(HDL)与临床心血管病事件的发生密切相关。

一、护理评估

(一)健康史

(1)询问患者的病史,主要是引起高脂血症的相关疾病,如有无糖尿病、甲状腺功能减退症、肾病综合征、胆道阻塞等。

(2)询问患者有无高脂饮食、酗酒、运动少等不良生活和饮食习惯。

(二)临床表现

患者的一项或多项脂质检测指标超过正常值范围。此外,部分患者的临床特征是有眼睑黄斑瘤、肌腱黄色瘤及皮下结节性黄色瘤(好发于肘、膝、臀部)。患者易伴发动脉粥样硬化、肥胖或糖尿病。少数患者有肝、脾大。此外,患者常有眩晕、心悸、胸闷、健忘、肢体麻木等自觉症状,但多数患者虽血脂高而无任何自觉症状。

(三)实验室及其他检查

1.血脂

常规检查血浆 TC 和甘油三酯(TG)的水平。我国血清 TC 的理想范围是低于 5.20 mmol/L,5.23～5.69 mmol/L 为边缘升高,TC 高于 5.72 mmol/L 为升高。TG 的合适范围是低于 1.70 mmol/L,TC 高于 1.70 mmol/L 为升高。

2.脂蛋白

正常 LDL 低于 3.12 mmol/L,LDL 为 3.15～3.61 mmol/L 为边缘升高,

LDL 高于 3.64 mmol/L 为升高；正常 HDL 不低于1.04 mmol/L，HDL 低于 0.91 mmol/L为降低。

(四)心理-社会状况

了解老年患者对高脂血症的认识和态度、对治疗的需求。

二、主要护理诊断

(一)活动无耐力

活动无耐力与肥胖导致体力下降有关。

(二)知识缺乏

患者缺乏高脂血症的有关知识。

(三)个人应对无效

个人应对无效与不良饮食习惯有关。

三、护理目标

(1)患者的体重接近或恢复正常。

(2)患者的血脂指标恢复正常或趋于正常。

(3)患者的饮食习惯得到纠正。

四、主要护理措施

(一)建立良好的生活习惯,纠正不良的生活方式

1.饮食

因为降血脂药物有不良反应,治疗费用较高,并且大部分患者的血脂水平经过饮食控制可以下降,所以提倡首先采用饮食控制。饮食控制应长期坚持进行。膳食宜清淡、低脂肪。烹调食用油用植物油,每天低于 25 g。患者要少吃动物脂肪、内脏、甜食、油炸食品及其他含热量较高的食品,宜多吃新鲜蔬菜和水果,少饮酒、不吸烟。护理人员设计饮食控制方案时应仔细斟酌膳食,尽可能与患者的生活习惯相吻合,以便使患者接受而又不影响营养需要的最低程度。主食每天不要超过 300 g,患者可适当饮绿茶,以利于降低血脂。

2.休息

患者生活要有规律,注意劳逸结合,保证充足睡眠。

3.运动

护理人员应鼓励老年患者进行适当的体育锻炼,如散步、慢跑、打太极拳、打

门球,不但能增加脂肪的消耗、减轻体重,而且可减轻高脂血症。应根据患者的心脑功能、生活习惯和身体状况而定活动量,提倡循序渐进,不宜剧烈运动。若调节饮食和生活方式达半年以上,血脂仍未降至正常水平,则可考虑使用药物治疗。

(二)用药护理

对饮食治疗无效,或有冠心病、动脉粥样硬化等危险因素的患者应考虑药物治疗。治疗前应向患者进行药物治疗目的、药物的作用与不良反应等方面的详细指导,向患者详述服药的剂量和时间,并定期随诊,监测血脂水平。常用的调节血脂药有以下几种。

1.羟甲基戊二酰辅酶 A

羟甲基戊二酰辅酶 A 主要抑制胆固醇的生物合成。

2.贝特类

贝特类药不良反应较轻微,主要有恶心、呕吐、腹泻等胃肠道症状。肝肾功能不全者忌用。

3.胆酸螯合树脂类

胆酸螯合树脂类药阻止从肠道吸收胆酸或胆固醇,使其随粪便排出。不良反应有胀气、恶心、呕吐、便秘,并干扰叶酸、地高辛、甲状腺素及脂溶性维生素的吸收。

4.烟酸

烟酸有明显的调脂作用。主要不良反应有面部潮红、瘙痒、胃肠道症状。

(三)心理护理

护理人员应主动关心患者,耐心解答其各种问题,使患者了解该病经过合理的药物和非药物治疗可控制,解除患者的思想顾虑,使其保持乐观的情绪,树立战胜疾病的信心,并长期坚持治疗,以利于控制病情。

五、健康教育

(1)护理人员应向患者及其家属讲解高脂血症的有关知识,使其了解糖尿病、肾病综合征和甲状腺功能减退等可引起高脂血症,使患者积极治疗原发病。

(2)护理人员应引导患者建立健康的生活方式,坚持低脂肪、低胆固醇、低糖、清淡的饮食原则,控制体重;生活规律,坚持运动,劳逸结合;戒烟、戒酒。

(3)护理人员应嘱咐患者严格遵医嘱服药,定期监测血脂、肾功能等。

第五章 胸心外科护理

第一节 气道异物阻塞

一、概述

气道异物阻塞（FBAO）是导致窒息的紧急情况，如不及时解除，数分钟内即可死亡。FBAO造成心脏停搏并不常见，但有意识障碍或吞咽困难的老人和儿童发生人数相对较多。FBAO是可以预防而避免发生的。

二、原因及预防

任何人突然呼吸骤停都应考虑到FBAO。成人通常在进食时易发生，肉类食物是造成FBAO最常见的原因。易导致FBAO的诱因有：吞食大块难咽食物、饮酒后、老年人戴义齿或吞咽困难、儿童口含小颗粒状食物及物品。注意以下事项有助于预防FBAO，如：①进食切碎的食物，细嚼慢咽，尤其是戴义齿者。②咀嚼和吞咽食物时，避免大笑或交谈；③避免酗酒；④阻止儿童口含食物行走、跑或玩耍；⑤将易误吸入的异物放在婴幼儿拿不到处；⑥不宜给小儿需要仔细咀嚼或质韧而滑的食物（如花生、坚果、玉米花、果冻等）。

三、临床表现

异物可造成呼吸道部分或完全阻塞，识别气道异物阻塞是及时抢救的关键。

(一)气道部分阻塞

患者有通气，能用力咳嗽，但咳嗽停止时，出现喘息声。这时救助者不宜妨碍患者自行排出异物，应鼓励患者用力咳嗽，并自主呼吸。但救助者应守护在患者身旁,并监视患者的情况,如不能解除,即求救紧急救援系统。

FBAO患者可能一开始表现为通气不良,或开始通气好,但逐渐恶化,表现乏力、无效咳嗽、吸气时高调噪音、呼吸困难加重、发绀。对待这类患者要同气道完全阻塞患者一样,须争分夺秒的救助。

(二)气道完全阻塞

患者已不能讲话,呼吸或咳嗽时,双手抓住颈部,无法通气。对此征象必须能够立即明确识别。救助者应马上询问患者是否被异物噎住,如果患者点头确认,必须立即救助,帮助解除异物。由于气体无法进入肺脏,如不能迅速解除气道阻塞,患者很快出现意识丧失,甚至死亡。如果患者已意识丧失、猝然倒地,则应立即实施心肺复苏。

四、治疗

(一)解除气道异物阻塞

对气道完全阻塞的患者必须争分夺秒地解除气道异物。通过压迫使气道内压力骤然升高的方法,产生人为咳嗽,把异物从体内排除。具体可采用以下方法。

1.腹部冲击法(HeimLish法)

此法可用于有意识的站立或坐位患者。急救者站在患者身后,双臂环抱患者腰部,一手握拳,握拳手的拇指侧抵住患者腹部,位于剑突下与脐上的腹中线部位,再用另一手握紧拳头,快速向内向上使拳头冲击腹部,反复冲击腹部直到把异物排出。如患者意识丧失,即开始心肺复苏术(CPR)。

采用此法后,应注意检查有无危及生命的并发症,如:胃内容物反流造成误吸、腹部或胸腔脏器破裂。除必要时,不宜随便使用。

2.自行腹部冲击法

气道阻塞患者本人可一手握拳,用拇指抵住腹部,部位同上,再用另一只手握紧拳头,用力快速向内、向上使拳头冲击腹部。如果不成功,患者应快速将上腹部抵压在一硬质物体上,如椅背、桌缘、护栏,用力冲击腹部,直到把异物排出。

3.胸部冲击法

患者是妊娠末期或过度肥胖者时,救助者双臂无法环抱患者腰部,可用胸部冲击法代替HeimLish法。救助者站在患者身后,把上肢放在患者腋下,将胸部环抱住。一只手拳的拇指侧放在胸骨中线,避开剑突和肋骨下缘,另一只手握住拳头,向后冲压,直至把异物排出。

(二)对意识丧失者的解除方法

1.解除 FBAO 中意识丧失

救助者立即开始 CPR。在 CPR 期间,经反复通气后,患者仍无反应,急救人员应继续 CPR,严格按30：2按压/通气比例。

2.发现患者时已无反应

急救人员初始可能不知道患者发生了 FBAP,在反复通气数次后,患者仍无反应,应考虑到 FBAO。可采用以下方法。

(1)在 CPR 过程中,如果有第二名急救人员在场,一名实施救助,另一名启动 EMSS,患者保持平卧。

(2)用舌-上颌上提法开放气道,并试用手指清除口咽部异物。

(3)如果通气时患者胸廓无起伏,重新摆正头部位置,注意开放气道状态,再尝试通气。

(4)异物清除前,如果通气仍未见胸廓起伏,应考虑进一步抢救措施(如 Kelly 钳,Magilla 镊,环甲膜穿刺/切开术)开通气道。

(5)如异物取出,气道开通后仍无呼吸,需继续缓慢人工通气。再检查脉搏、呼吸、反应。如无脉搏,即行胸外按压。

五、急救护理

急性呼吸道异物短时间内可危及生命,护士必须有强烈的风险意识,争分夺秒地协助抢救治疗工作。

(一)做好抢救准备

备氧气、吸引器、电动负压吸引器、纤维支气管镜、直接喉镜、气管插管及气管切开包等急救物品。使用静脉留置针建立静脉通道。完善术前准备,与手术室联系,做好气管、支气管镜检查的准备。询问过敏史。一旦出现极度呼吸困难,立即协助医师抢救,给予氧气吸入。

(二)病情观察

密切观察患者的呼吸情况,判断异物所在部位及运动情况。异物进入喉部及声门下时,患者有剧烈呛咳、喉喘鸣、声嘶、面色发绀、吸气性呼吸困难,可在数分钟内引起窒息。发现上述情况立即报告医师抢救。观察双肺呼吸动度是否相同、两侧呼吸音是否一致,吸气时胸骨上窝、锁骨上窝、肋间隙有无凹陷,有无喘鸣、口唇发绀,咳嗽及咳嗽的性质,有无颈静脉怒张及颈胸部皮下气肿。持续监护生命体征和血氧饱和度,记录各项目的基础数据。观察有无颅内压增高或颅内出血的征象,注意瞳孔大小、神经反射,有无惊厥、四肢震颤及肌张力增高或松弛等。

(三)尽量保持患者安静

安排在单人间,保持环境安静。使患者卧床,安定情绪,避免紧张,集中进行检查和治疗,尽量避免刺激。减少患儿哭闹,避免因大哭导致异物突然移位阻塞对侧支气管或卡在声门后引起窒息或增加耗氧量。禁饮食。

(四)向患者及家属介绍手术过程及注意事项

确定实施经气管镜取异物者,遵医嘱给予阿托品等术前用药。向患者及家属介绍手术的过程,术中、术后可能发生的并发症,配合治疗及护理的注意事项等。检查手术知情同意书是否签字。

(五)术后护理

(1)全麻术后麻醉尚未清醒前,设专人护理,取平卧位,头偏向一侧,防止误吸分泌物,及时吸净患者口腔及呼吸道分泌物,保持呼吸道通畅,持续吸氧。

(2)严密观察呼吸的节率、频率及形态,保持呼吸道通畅,血氧饱和度应保持在95%～100%。观察有无口唇发绀、烦躁不安、鼻翼扇动,注意呼吸有无喉鸣或喘鸣音,监测心电和血氧饱和度。检查口腔中有无分泌物和血液,观察双侧胸部呼吸动度是否对称一致。触诊患者颈部、胸部有无皮下气肿,如有应及时通知医师处理,并标记气肿的范围,以便动态观察。检查患者牙齿有无松动或脱落,并详细记录。

(3)了解术中情况和处理结果,包括异物是否取出、异物的种类、有无异物残留,术中是否发生呼吸暂停、出血、心力衰竭、气胸等并发症,便于有预见性和针对性的护理。

(4)并发症的观察与护理。①喉头水肿:婴幼儿患者,施行支气管镜取出异物术后,可发生喉头水肿。如患儿出现声音嘶哑、烦躁不安、吸气性呼吸困难等症状,应考虑有喉头水肿。此时密切观察呼吸,有无口唇、面色发绀等窒息的前驱症状。遵医嘱给予吸氧,应用足量抗生素及激素,定时雾化吸入。经上述处理仍无缓解,并呈进行性加重,及时告知医师,必要时行气管切开术解除梗阻;②气胸和纵隔气肿:术后患者出现咳嗽、胸闷、不同程度的呼吸困难应考虑可能并发气胸。立即听诊双肺呼吸音,密切观察呼吸情况、血氧饱和度等,及时通知医师。做好紧急胸腔穿刺放气和胸腔闭式引流的准备,并做好相应护理;③支气管炎、肺炎:注意呼吸道感染的早期征象。反复出现体温升高、咳嗽、气促、多痰等,在确定无异物残留的情况下应考虑并发支气管炎、肺炎等感染。应鼓励患者咳嗽,帮助其每小时翻身 1 次,定时拍背,促进呼吸道分泌物排出,必要时超声雾化吸入,湿化气道、稀释痰液,便于咳出。根据医嘱给予抗生素治疗。

(六)健康指导

呼吸道异物是最常见的儿童意外危害之一,但可以预防。应加强宣传教育,使人们认识呼吸道异物的危险性,掌握预防知识。

(1)避免给幼儿吃花生、瓜子、豆类等带硬壳的食物,避免给孩子玩能够进入口、鼻孔的细小玩具。

(2)教育儿童进食应保持安静,避免其间逗笑、哭闹、嬉戏或受惊吓,以免深吸气时将食物误吸入气道。

(3)教育儿童不要口中含物玩耍。成人要纠正口中含物作业的不良习惯。

(4)加强对昏迷及全麻患者的护理,防止呕吐物吸入下呼吸道,活动义齿应取下。

第二节　食管异物

食管异物是临床常见急诊之一,常发生于幼童及老人缺牙者。食管自上而下有 4 个生理狭窄,食管入口为第一狭窄,异物最常停留在食管入口。

一、食管异物的常见原因

(1)进食匆忙,食物未经仔细咀嚼而咽下,发生食管异物。

(2)进餐时注意力不集中,大口吞吃混有碎骨的汤饭。

(3)松动的牙齿或义齿脱落或使用义齿咀嚼功能差,口内感觉欠灵敏,易误吞。

(4)小儿磨牙发育不全,食物未充分咀嚼或将物件放在口中玩耍误咽等。

(5)食管本身的疾病如食管狭窄或食管癌时引起管腔变细。

二、食管异物的临床分级

Ⅰ级:食管壁非穿透性损伤(食管损伤达黏膜、黏膜下层或食管肌层,未穿破食管壁全层),伴少量出血或食管损伤局部感染。

Ⅱ级:食管壁穿透性损伤,伴局限性食管周围炎或纵隔炎,炎症局限且较轻。

Ⅲ级:食管壁穿透性损伤并发严重的胸内感染(如纵隔脓肿、脓胸),累及邻近器官(如气管)或伴脓毒症。

Ⅳ级:濒危出血型,食管穿孔损伤,感染累及主动脉,形成食管-主动脉瘘,发生致命性大出血。

三、食管异物的临床表现

(1)吞咽困难:小异物虽有吞咽困难,但仍能进流汁食;大异物并发感染可完全不能进食,重者饮水也困难。小儿患者常有流涎症状。

(2)疼痛:异物较小或较圆钝时,常仅有梗阻感。尖锐、棱角异物刺入食管壁疼痛明显,吞咽时疼痛更甚,患者常能指出疼痛部位。

(3)呼吸道症状:异物较大,向前压迫气管后壁时,或异物位置较高,未完全进入食管内压迫喉部时,可有呼吸困难。

(4)食管异物致食管穿破而引起感染者发生食管周围脓肿或脓胸,则可有胸痛、吐脓。损伤血管表现为呕血、黑粪、休克甚至死亡。

四、治疗原则

食管镜下取出异物;有食管穿孔者应禁经口进食、水,采用鼻饲及静脉给予营养;颈深部或纵隔脓肿形成者切开引流;给足量有效抗生素治疗;对症、支持治疗。

五、急救护理

(一)护理目标

(1)密切观察病情变化,使患者迅速接受治疗,提高救治成功率。

(2)协助患者迅速进入诊疗程序,完善围术期护理。

(3)预防各种并发症,提高救治成功率。

(4)保持呼吸道通畅,增加患者舒适感。

(5)帮助患者及家庭了解食管异物的有关知识。

(二)护理措施

1.密切观察病情变化

Ⅲ级、Ⅳ级食管异物患者病情危重、多变,胸腔、纵隔受累多见,而大血管损伤出血死亡率最高。

（1）给予持续心电、血压监护，密切监视心率和心律的变化。必要时需监测中心静脉压和血氧饱和度，随时观察患者的意识、神志变化。

（2）观察患者疼痛的部位、性质和持续时间，胸段食管异物痛常在胸骨后或背部；异物位于食管上段时，疼痛部位常在颈根部或胸骨上窝处，为诊断提供依据。

（3）观察有无呕血，估计出血量。观察大便次数、性质和量。注意肢体温度和湿度，睑结膜、皮肤与甲床色泽，如有异常及时通知医师。

（4）记录24小时出入量，病情危重者应记录每小时尿量。

（5）监测体温变化。食管穿孔后伴有局部严重感染，体温是观察、判断治疗效果的重要指标之一，每2小时测量1次。如体温过高应给予物理降温，防止高热惊厥，如出现体温不升，伴血压下降、脉搏细速、面色苍白应警惕有大出血的发生，要及时报告医师。

（6）随时监测电解质，患者有不明原因的腹胀和肌无力要警惕低血钾，结合检查结果及时补钾。

（7）注意全身基础疾病的护理。既往有糖尿病、肝硬化等全身基础疾病者，预后极差。合并糖尿病患者，需监测血糖，维持在正常范围。合并高血压者，加强血压监测。

2.食管异物取出术的围术期护理

（1）患者入院后，详细询问病史，包括时间、吞入异物的种类、异物是否有尖、吞咽困难及疼痛部位、有无呛咳史等，以便与气管异物鉴别。及时进行胸片检查，确定异物存留部位，并通知患者禁食，备好手术器械，配合医师及早手术。

（2）注意患者有无疼痛加剧、发热及食管穿孔等并发症的症状。

（3）患者因异物卡入食管，急需手术治疗，常表现为精神紧张、恐惧，应耐心做好解释工作，说明手术的目的、过程，消除患者不良心理，并指导其术中如何配合，避免手术中患者挣扎，使异物不能取出或引起食管黏膜损伤等并发症。

（4）对异物嵌顿时间过长、合并感染、水与电解质紊乱者，首先应用有效的抗菌药物，静脉补液，给予鼻饲，补充足够的水分与营养，待炎症控制，纠正酸碱平衡紊乱后，及时进行食管镜检查加异物取出术。

（5）术前30分钟注射阿托品，减少唾液分泌，以利手术。将患者送入手术室，应将术前拍摄的胸片送入手术室，为手术医师提供异物存留部位的相关资料，避免手术盲目性。

（6）术后及时向术者了解手术过程是否顺利，异物是否取出，有无残留异物，并注意体温、脉搏、呼吸的变化,严密观察有无颈部皮下气肿、疼痛加剧、进食后呛咳、胸闷等症状。术后若出现颈部皮下气肿,局部疼痛明显或放射至肩背部,X线检查见纵隔气肿等,提示食管穿孔可能。

(7)术后禁食 6 小时,如病情稳定,可恢复软质饮食,如有食管黏膜损伤或炎症者,勿进食过早,应禁食48小时以上,以防引起食管穿孔,对发生穿孔者,应给予鼻饲,同时注意观察钾、钠、氯及非蛋白氮的变化,防止发生或加重水与电解质紊乱,从而加重病情。

3.并发症的护理

(1)食管周围炎:食管周围脓肿是较常见的并发症,常表现为局部疼痛加重,吞咽困难和发热。应严密观察病情,注意局部疼痛是否加剧,颈部是否肿胀,有无吞咽困难及呼吸困难等,定时测量体温、脉搏、呼吸,体温超过 39 ℃者,在给予药物降温的同时,进行物理降温,按时、按量应用抗菌药物,积极控制炎症,给予鼻饲,加强口腔护理。

(2)食管气管瘘的护理:卧床休息,严密观察病情变化,应用大量有效的抗生素、静脉补液、鼻饲饮食,控制病情发展,避免发生气胸。对发生气胸者,进行胸腔闭式引流术,并严格按胸腔闭式引流术常规护理。

(3)食管主动脉瘘的护理:食管主动脉瘘是食管异物最严重的致死性并发症,重点应在预防,避免发生。一旦疑为此并发症,应严密观察出血先兆,从主动脉损伤到引起先兆性出血潜伏期一般约 5 天至3 周,此期间应注意观察患者有无胸骨后疼痛、不规则低热等症状,同时做好抢救的各种准备工作,根据患者情况,配合医师进行手术治疗。

4.保持呼吸道通畅

食管异物严重并发症多有气道压迫和肺部感染,通气功能往往受到影响,应加强气道管理。

(1)给予半卧位,减轻压迫症状和肺淤血,以利于呼吸。

(2)吸氧:对呼吸困难、低氧血症患者应给予鼻导管或面罩吸氧,并监测血氧饱和度,定时行血气分析。

(3)及时清除气道分泌物:协助患者变换体位,轻拍其背部,鼓励咳嗽,促进呼吸道分泌物排除。对痰液黏稠者,应给予雾化吸入以稀释痰液,利于咳出;必要时可予以吸痰。

(4)有呼吸困难者,应做好气管插管和气管切开的准备。气管切开后做好气管切开护理,及时有效地吸痰。

5.维持营养和水、电解质平衡

(1)密切观察病情,严格记录出入量,准确分析、判断有无营养缺乏、失水等表现。

(2)做好胃管护理:食管穿孔患者安置胃管最好在食管镜下进行,避免盲法反复下插加重食管损伤。留置胃管者,要保持通畅、固定,防止脱出。管饲饮食要合理配搭,保证足够的热量和蛋白质,适当的微量元素和维生素,以促进伤口愈合。管饲的量应满足个体需要,一般每天 1 500～3 000 mL,具体应结合输入液量、丢失液量和患者饮食量来确定。

(3)维持静脉通畅:外周静脉穿刺困难者,应给予中心静脉置管,保证液体按计划输入。低位食管穿孔要禁止胃管管饲,可给予静脉高营养或胃造瘘。

(4)若有其他严重的基础疾病,应注意相应的特殊饮食要求,如糖尿病要控制糖的摄入,心脏病和肾脏病需限制钠盐及水分,以免顾此失彼。

6.做好心理护理,适时开展健康教育

由于病情重,病程长,患者往往有不良情绪反应,应关心、爱护患者,多与其交谈,建立良好的护患关系;介绍有关疾病的知识、治疗方法及效果,将检查结果及时告知患者,提高遵医率,消除不良情绪。在与患者交流中应介绍该病的预防知识,以防止疾病的发生。

(三)健康教育

食管异物虽不及气管异物危险,但仍是事故性死亡的一个原因,在护理上应予重视,加强卫生宣教,可减少食管异物发生,食管异物发生后尽早取出异物,可减少或避免食管异物所致的并发症。

(1)教育人们进食不宜太快,提倡细嚼慢咽,进食时勿高声喧哗、大笑。

(2)教育儿童不要把小玩具放在口中玩耍,小儿口内有食物时不宜哭闹、嬉笑奔跑等。工作时不要将钉子之类的物品含在口中边做事边从口中取用,以免误吞。

(3)照顾好年岁已高的老人,松动义齿应及时修复,戴义齿者尤应注意睡前将义齿取出,吃团块食物宜切成小块等。昏迷患者或做食管、气管镜检查者,应取下义齿。

(4)强酸、强碱等腐蚀性物品要标记清楚,严格管理,放在小孩拿不到的地方。

(5)误吞异物后要及时到医院就诊,不要强行自吞。切忌自己吞入饭团、韭菜等食物,以免加重损伤或将异物推入深部,增加取出难度。

第三节　胸　部　损　伤

胸廓由胸椎、胸骨、肋骨和肋间组织组成,外有胸壁和肩部肌肉,内有胸膜。上口由胸骨上缘和第1肋组成,下口为膈所封闭,主动脉、胸导管、奇静脉、食管和迷走神经以及下腔静脉穿过各自裂孔进入腹腔。膈是重要呼吸肌,呼气时变为圆顶形,吸气时变为扁平以增加胸腔容量。

纵隔为两肺间的胸内空隙,前为胸骨,后为胸椎,两侧为左右胸膜。除两肺外,胸内器官均居于纵隔。纵隔的位置有赖于两侧胸膜腔压力的平衡。

胸膜腔左右各一。胸膜有内外两层,即脏层和壁层,两层间为潜在的胸膜腔,只有少量浆液。腔内压力为$-0.79\sim-0.98$ kPa($-8\sim-10$ cmH$_2$O),如负压消失肺即萎陷,故在胸部损伤或开胸手术后,保持胸膜腔内的负压,至关重要。

一、病因与发病机制

胸部损伤一般根据是否穿破壁层胸膜,造成胸膜腔与外界相通而分为闭合性和开放性损伤两类。闭合性损伤多由暴力挤压、冲撞或钝器打击胸部引起,轻者造成胸壁软组织挫伤或单根肋骨骨折,重者可发生多根多处肋骨骨折或伴有胸腔内器官损伤;开放性损伤多为利器或枪弹伤所致,胸膜的完整性遭到破坏,导致开放性气胸或血胸,并常伴有胸腔内器官损伤,若同时伤及腹部脏器,称之为胸腹联合伤。

二、临床表现

(一)胸痛

胸痛是胸部损伤的主要症状,常位于受损处,伴有压痛,呼吸时加剧。

(二)呼吸困难

胸部损伤后,疼痛可使胸廓活动受限、呼吸浅快。血液或分泌物堵塞气管、支气管,肺挫伤导致肺水肿、出血或淤血,气、血胸使肺膨胀不全等均致呼吸困难。多根多处肋骨骨折,胸壁软化引起胸廓反常呼吸运动,则加重呼吸困难。

(三)咯血

小支气管或肺泡破裂,出现肺水肿及毛细血管出血者,痰中常带血或咯血;大支气管损伤者,咯血量较多,且出现较早。

(四)休克

胸内大出血、张力性气胸、心包腔内出血、疼痛及继发感染等,均可导致休克的发生。

(五)局部体征

因损伤性质和轻重而不同,可有胸部挫裂伤、胸廓畸形、反常呼吸运动、皮下气肿、骨摩擦音、伤口出血、气管和心脏向健侧移位征象。胸部叩诊呈鼓音或浊音,听诊呼吸音减低或消失。

三、护理

(一)护理目标

(1)患者能采取有效的呼吸方式或维持氧的供应,肺内气体交换得到改善。

(2)患者掌握正确的咳嗽排痰方法,保持呼吸道通畅和胸腔闭式引流的效果。

(3)维持体液平衡和血容量。

(4)疼痛缓解或消失。

(5)患者情绪稳定,解除或减轻心理压力。

(6)防治感染,并发症及时发现或处理。

(二)护理措施

1.严密观察生命体征和病情变化

如患者出现烦躁、口渴、面色苍白、呼吸短促、脉搏快弱、血压下降等休克时,应针对导致休克的原因加强护理。失血性休克的患者,应在中心静脉压的监测下,迅速补充血容量,维持水、电解质和酸碱平衡。对开放性气胸,应立即在深呼气末用无菌凡士林纱布及厚棉垫加压封闭伤口,以避免纵隔扑动。张力性气胸则应迅速在患者锁骨中线第2肋间行粗针头穿刺减压,置管行胸腔闭式引流术,以降低胸膜腔压力,减轻肺受压,改善呼吸和循环功能。

经以上措施处理后,病情无明显好转,血压持续下降或一度好转后又继续下降,血红蛋白、红细胞计数、血细胞比容持续降低,胸穿抽出血很快凝固或因血凝固抽不出血液,X线显示胸膜腔阴影继续增大,胸腔闭式引流抽出血量≥200 mL/h,持续时间>3小时,应考虑胸膜腔内有活动性出血,咯血或咯大量泡沫样血痰,呼吸困难加重,胸腔闭式引流有大量气体溢出,常提示肺、支气管严重损伤,应迅速做好剖胸手术准备工作。

2.多肋骨骨折

应紧急行胸壁加压包扎固定或牵引固定,矫正胸壁凹陷,以消除或减轻反常呼吸运动,维持正常呼吸功能,促使伤侧肺膨胀。

3.保持呼吸道通畅

严密观察呼吸频率、幅度及缺氧症状,给予氧气吸入,氧流量 2～4 L/min。鼓励和协助患者有效咳嗽排痰,痰液黏稠不易排出时,应用祛痰药以及超声雾化或氧气雾化吸入。疼痛剧烈者,遵医嘱给予止痛剂。及时清除口腔、上呼吸道、支气管内分泌物或血液,可采用鼻导管深部吸痰或支气管镜下吸痰,以防窒息。必要时行气管切开呼吸机辅助呼吸。

4.解除心包压塞

疑有心脏压塞患者,应迅速配合医师施行剑突下心包穿刺或心包开窗探查术,以解除急性心包压塞,并尽快准备剖胸探查术。术前快速大量输血、抗休克治疗。对刺入心脏的致伤物尚留存在胸壁,手术前不宜急于拔除。如发生心搏骤停,须配合医师急行床旁开胸挤压心脏,解除心包压塞,指压控制出血,并迅速送入手术室继续抢救。

5.防治胸内感染

胸部损伤尤其是胸部穿透伤引起血胸的患者易导致胸内感染,要密切观察体温的变化,定时测体温。在清创、缝合、包扎伤口时注意无菌操作,防止伤口感染,合理使用抗生素。高热患者,给予物理或药物降温。患者出现寒战、发热、头痛、头晕、疲倦等中毒症状,血常规示白细胞计数升高,胸穿抽出血性混浊液体,并查见脓细胞,提示血胸已继发感染形成脓胸,应按脓胸处理。

6.行闭式引流

行胸穿或胸腔闭式引流术患者,按胸穿或胸腔闭式引流常规护理。

7.做好生活护理

因伤口疼痛及带有各种管道,患者自理能力下降,护士应关心体贴患者,根据患者需要做好生活护理。协助患者床上排大小便,做好伤侧肢体及肺的功能锻炼,鼓励患者早期下床活动。

8.做好心理护理

患者由于意外创伤的打击,对治疗效果担心,对手术恐惧,患者表现为心情紧张、烦躁、忧虑等。护士应加强与患者沟通,做好心理护理。向患者及其家属解释各项治疗、护理过程,愈后情况及手术的必要性,提供有关疾病变化及各种治疗信息,鼓励患者树立信心,积极配合治疗。

第四节　心　脏　损　伤

心脏损伤是暴力作为一种能量作用于机体,直接或间接转移到心脏所造成的心肌及其结构的损伤,直至心脏破裂。心脏损伤又有闭合性和穿透性损伤的区别。

一、闭合性心脏损伤

心脏闭合性损伤又称非穿透性心脏损伤或钝性心脏损伤。实际发病率远比临床统计的要高。许多外力作用都可以造成心脏损伤,包括:①暴力直接打击胸骨传递到心脏;②车轮碾压过胸廓,心脏被挤压于胸骨椎之间;③腹部或下肢突然受到暴力打击,通过血管内液压作用到心脏;④爆炸时高击的气浪冲击。

(一)心包损伤

心包损伤指暴力导致的心外膜和/或壁层破裂和出血。

1.分类

心包是一个闭合纤维浆膜,分为脏、壁两层。心包伤分为胸膜-心包撕裂伤和膈-心包撕裂伤。

2.临床表现

单纯心包裂伤或伴少量血心包时,大多数无症状,但如果出现烦躁不安、气急、胸痛,特别当出现循环功能不佳、低血压和休克时,则应想到急性心脏压塞的临床征象。

3.诊断

(1)心电图(ECG)检查:低电压、ST 段和 T 波的缺血性改变。

(2)二维超声心动图(UCG)检查:心包腔有液平段,心排幅度减弱,心包腔内有纤维样物沉积。

4.治疗

心包穿刺术(图 5-1)、心包开窗探查术(图 5-2)、开胸探查术。

(二)心肌损伤

所有因钝性暴力所致的心脏创伤,如果无原发性心脏破裂或心内结构(包括间隔、瓣膜、腱束或乳头肌)损伤,统称心肌损伤。

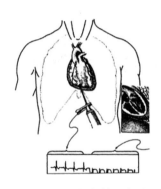

图 5-1　心包穿刺示意图

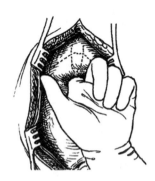

图 5-2　心包探查示意图

1.原因

一般是由于心脏与胸骨直接撞击,心脏被压缩造成的不同程度心肌损伤,最常见的原因是汽车突然减速时方向盘的撞击。

2.临床表现

主要症状取决于创伤造成心肌损伤的程度和范围。轻度损伤可无明显症状;中度损伤出现心悸、气短或一过性胸骨后疼痛;重度可出现类似心绞痛症状。

3.检查方法

轻度 ECG 无改变,异常 ECG 分两类。①心律失常和传导阻滞;②复极紊乱。X 线片一般无明显变化。UCG 可直接观测心脏结构和功能变化,在诊断心肌挫伤以评估损伤程度上最简便、快捷、实用。

4.治疗

主要采用非手术治疗。

(1)一般心肌挫伤的处理:观察 24 小时,充分休息,检查 ECG 和激肌酸激酶同工酶(CPK-MB)。

(2)有冠状动脉粥样硬化性心脏病(CAD)者:在 ICU 监测病情变化,可进行血清酶测定除外 CAD。

(3)临床上有低心排血量或低血压者:常规给予正性肌力药,必须监测中心静脉压(CVP),适当纠正血容量,避免输液过量。

(三)心脏破裂

闭合性胸部损伤导致心室或心房全层撕裂,心腔内血液进入心包腔和经心包裂口流进胸膜腔。患者可因急性心脏压塞或失血性休克而死亡。

1.原因

一般认为外力作用于心脏后,心腔易发生变形并吸收能量,当外力超过心脏耐受程度时,即出现原发性心脏破裂。

2.临床表现

血压下降、中心静脉压高、心动过速、颈静脉扩张、发绀、对外界无反应;伴胸部损伤,胸片显示心影增宽。

3.诊断

(1)ECG:观察 ST 段和 T 段的缺血性改变或有无心梗图形。

(2)X 线和 UCG:可提示有无心包积血和大量血胸的存在。

4.治疗

紧急开胸解除急性心脏压塞和修补心脏损伤是抢救心脏破裂唯一有效的治疗措施。

二、穿透性心脏损伤

该损伤以战时多见,按致伤物质不同可分为火器伤和刃器伤两大类。

(一)心脏穿透伤

1.临床表现

主要表现为失血性休克和急性心脏压塞。前者早期有口渴、呼吸浅、脉搏细、血压下降、烦躁不安和出冷汗;后者有呼吸急促、面唇发绀、血压下降、脉搏细速、颈静脉怒张并有奇脉。

2.诊断

(1)ECG:血压下降 ST 段和 T 波改变。

(2)UCG:诊断价值较大。

(3)心包穿刺:对急性心脏压塞的诊断和治疗都有价值。

3.治疗

快速纠正血容量,并迅速进行心包穿刺或同时在急诊室紧急气管内插管进行开胸探查。

(二)冠状动脉穿透伤

冠状动脉穿透伤是心脏损伤的一种特殊类型,即任何枪弹或锐器在损伤心脏的同时也刺伤冠状动脉,主要表现为心外膜下的冠状动脉分支损伤,造成损伤远侧冠状动脉供血不足。

1.临床表现

单纯冠脉损伤,可出现急性心脏压塞或内出血征象。冠状动脉瘘者心前区可闻及连续性心脏杂音。

2.诊断

较小分支损伤很难诊断;较大冠脉损伤,ECG 主要表现为创伤相应部位出现心肌缺血和心肌梗死图形。若心前区出现均匀连续性心脏杂音,则提示有外伤性冠状动脉瘘存在。

3.治疗

冠脉小分支损伤可以结扎;主干或主要分支损伤可予以缝线修复;如已断裂则应紧急行 CPR。

三、护理问题

(一)疼痛

疼痛与心肌缺血有关。

(二)有休克的危险

休克与大量出血有关。

四、护理措施

(一)维持循环功能,配合手术治疗

(1)迅速建立静脉通路。

(2)在中心静脉压及肺动脉楔压监测下,快速补充血容量,积极抗休克治疗并做好紧急手术准备。

(二)维持有效的呼吸

(1)半卧位,吸氧;休克者取平卧位或中凹卧位。

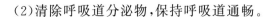

（2）清除呼吸道分泌物,保持呼吸道通畅。

(三)急救处理

（1）心脏压塞的急救:一旦发生,应迅速进行心包穿刺减压术。

（2）凡确诊为心脏破裂者,应做好急症手术准备,充分备血。

（3）出现心脏停搏立即进行 CPR。

（4）备好急救设备及物品。

(四)心理护理

严重心脏损伤者常出现极度窘迫感,应提供安静舒适的环境,采取积极果断的抢救措施,向患者解释治疗的过程和治疗计划,使患者情绪稳定。

第六章 骨科护理

第一节 颈椎间盘突出症

颈椎间盘突出症是指颈椎间盘的髓核和相应破裂的纤维环突向椎管内,而引起的颈髓后神经根受压的一系列临床表现,致压物是单纯的椎间盘组织。它与颈椎病属于不同病理变化的颈椎疾病。该病在临床上并不少见,是较为常见的脊柱疾病之一,发病率仅次于腰椎间盘突出症。该病严重时可发生高位截瘫、危及生命。

该病在临床多见于20~40岁的青壮年,他们约占患者人数的80%。长期保持固定姿势的人(办公室职员、教师、手术室护士、油漆工等)较易发生该病。该病的男性患者明显多于女性患者,农村患者多于城市患者。另外,长期生活、工作在潮湿及寒冷环境中的人也易发生该病。

一、分类

(一)根据病程分类

1.急性颈椎间盘突出症

该型有明确的外伤史,伤前无临床症状,伤后出现临床表现。影像学检查证实有椎间盘破裂或突出而无颈椎骨折或脱位,并有相应临床表现。

2.慢性颈椎间盘突出症

无明显诱因,缓慢发病或因为颈部长期处于非生理位置,例如,长期持续低头工作,睡姿不良,该型强迫性屈曲头颈。

(二)根据症状分类

1.神经根型

神经根型是颈神经受累所致。

2.脊髓型

脊髓型是椎间盘突出,压迫脊髓而引起一系列症状,临床上此类型多见。

3.混合型

混合型同时表现以上两种类型的症状。

(三)根据颈椎间盘向椎管内突出的位置不同分类

1.侧方突出型

突出部位在后纵韧带的外侧、钩椎关节的内侧。该处是颈脊神经经过的地方,因此突出的椎间盘可压迫脊神经根而产生根性症状。

2.旁中央突出型

突出部位偏向一侧而在脊髓与脊神经之间,因此可以同时压迫二者而产生单侧脊髓及神经根症状。

3.中央突出型

突出部位在椎管中央,因此可压迫脊髓双侧腹面而产生双侧症状。

二、病因机制

椎间盘是人体各组织中最早、最易随年龄发生退行性变的组织,椎间盘的退行性变多开始于20岁,随着年龄的增长退行性变的程度不断加重,以 $C_{5\sim6}$ 的退行性变最常见,其次是 $C_{6\sim7}$ 的退行性变,两者占颈椎间盘突出症的90%。颈椎间盘突出症常由颈部创伤、退行性变等因素导致。致伤原因主要是突然遭受到意外力量作用或颈椎突然快速屈伸、旋转运动,使髓核突破纤维环,造成脊髓或神经根受压,出现急性发病,多见于交通事故或体育运动。临床还有部分患者呈慢性发病。

三、临床表现

颈椎间盘前部较厚,正常髓核位置偏后,且纤维环后方薄弱,故髓核容易向后方突出或脱出,而椎间盘的后方有脊髓、神经根等重要结构,因此突出的髓核容易刺激或压迫脊髓或神经根,产生临床症状。

(一)症状

症状呈现多样性:颈部不适、疼痛,并有肩部酸痛、疲劳。单侧上肢及手部放射性疼痛、麻木、无力。双侧手麻木无力,跨步无力,步态不稳,脚有踩棉花感,容易跌倒,病重者可出现瘫痪等。

(二)一般体征

当椎间盘突出,压迫颈神经根时,颈部可出现颈肌痉挛,颈发僵,生理前凸减小或消失,部分节段棘突有压痛,上肢可查出受压神经根分布区的痛觉过敏或麻木,肌肉力量减弱,肌萎缩,肌腱反射减退或消失。压迫脊髓时可表现为四肢肌张力升高,腹壁反射、提睾反射减退或消失,病理反射多呈阳性。当脊髓半侧受压时可出现典型 Brown-Sequard 综合征(即末梢性麻痹、与病变脊髓分节相应的皮肤区域感觉消失)。

(三)特殊体检

1.颈椎间孔挤压试验

颈椎间孔挤压试验为患者取坐位,头颈后仰并向侧方旋转,检查者立于患者背后,用双手按压患者额头顶部,出现上肢放射痛或麻木者为阳性。对症状轻者可采用头顶叩击法检查。

2.神经根牵拉试验

神经根牵拉试验为患者端坐,检查者一手轻推患侧头颈部,另一手握住患侧腕部,对抗牵拉,可诱发上肢放射痛或麻木。

四、治疗

对颈椎间盘突出症诊断明确、保守治疗无效、有顽固性疼痛、神经根或脊髓压迫症状严重者,应采取手术治疗。

(一)前路椎间盘切除融合

前路椎间盘切除融合适用于中央突出型和旁中央突出型椎间盘突出症患者,对原有退行性变者应同时去除增生的骨赘,以免残留可能的致压物。

(二)后路椎间盘切除术

后路椎间盘切除术适用于侧方突出型颈椎间盘突出症或多节段受累、伴椎管狭窄或后纵韧带骨化者。对单纯的椎间盘突出可采用半椎板及部分关节突切除术,通过减压孔摘除压迫神经根的椎间盘组织。若伴有椎管狭窄或后纵韧带骨化,则可采用全椎板减压术。

(三)经皮椎间盘切除术

经皮椎间盘切除术具有创伤小、出血少等优点,但国内尚未广泛开展有关研究。

(四)经皮激光椎间盘减压术

该方法首先用于治疗腰椎间盘突出症,近年来国内外学者将其用于颈椎间盘突出症的治疗。

(五)融核术

年轻患者,经非手术治疗数周无效,则可选用该法。虽然不少学者报道该法的疗效不亚于外科手术治疗,但是诸多因素限制其广泛应用:①该法采用颈前路穿刺途径,而颈前方解剖结构密集,增加了穿刺的难度和危险性;②使用木瓜凝乳蛋白酶有损伤脊髓的潜在危险性。

五、护理措施

(一)术前护理

1.术前健康宣教

为保证患者术前训练质量和有良好的状态,能积极配合治疗并安全渡过围术期,减少术后并发症,护理人员须做好患者的术前健康教育,以配合手术治疗的顺利开展,内容应包括以下几点。

(1)首先护理人员要有认真的工作态度、良好的精神面貌和熟练的操作技术;对待患者及其家属要热情、和蔼,以取得他们的信任。

(2)对术前准备的具体内容、术后需要进行监测的设备以及术后可能出现的一些状况(如切口疼痛、渗血、麻醉和插管造成的咽喉部疼痛、痰多、痰中带血、恶心、呕吐),仔细向患者及其家属进行交代,消除患者的恐惧、不安情绪,使患者在精神上、心理上都有所准备,以良好的心态迎接手术。

(3)护理人员应在医护观点一致的前提下进行健康教育。在进行术前健康教育时,不可将治疗效果绝对化,避免引起患者的误解,成为引发医疗纠纷的隐患。另外,患者经常通过护理人员来了解手术医师的情况,患者非常注重手术医师的技术与经验,担心人为因素增加手术的危险性。在进行术前健康教育时,可将同病种术后效果好的患者介绍给术前患者,让其现身说法,增加患者对手术医师的信赖。

2.心理护理

颈椎手术部位特殊,靠近脊髓,危险性大,患者对手术有恐惧心理,顾虑多,思想负担重。因此满足其心理需求是必要的,护理人员应通过细心观察,与患者及时沟通,缓解其心理压力。

3.指导训练

术前训练项目较为重要,患者不易掌握动作要领,护理人员要在训练中给予指导,并对训练效果给予评价。

(1)气管食管推移训练:主要用于颈前路手术,要在术前 3～5 天开始进行。方法是患者自己或护理人员用手的 2～4 指插入一侧颈部的内脏鞘与血管鞘的间隙,持续向对侧牵拉;或用大拇指推移,循序渐进,开始时每次持续 1～2 分钟,逐渐增加至 15～30 分钟,每天 2～3 次。要求每次推拉气管过中线,以适应手术时对气管的牵拉,减轻不适感,注意要保护皮肤,勿损伤。

(2)有效咳嗽排痰训练:护理人员应嘱患者先缓慢吸气,同时上身向前倾,咳嗽时将腹壁内收,一次吸气连续咳三声,停止咳嗽,将余气尽量呼出,再缓慢吸气,或平静呼吸片刻后,再次进行咳嗽练习。时间一般控制在 5 分钟以内,避免餐后、饮水后进行,以免引起恶心。患者无力咳痰时,护理人员应用右手示指和中指按压气管,以刺激咳嗽,或用双手压迫患者上腹部或下腹部,增加膈肌反弹力,帮助患者咳嗽、咳痰。护理人员应向患者解释通过有效咳嗽可预防肺部感染,并告知患者术后咳嗽可能会有些不舒服或疼痛,但不影响伤口愈合。对于接受能力较弱的老年患者和儿童患者,护理人员可通过指导其吹气球来达到增加肺活量的目的。具体方法:准备一些普通气球,练习时每次将气球吹得尽可能大,然后放松 5～10 秒,重复以上动作,每次 10～15 分钟,每天 3 次。

(3)体位训练:颈椎前路手术时患者的体位是仰卧,颈部稍稍地过伸,因此术前患者需要练习去枕平卧或处于颈部稍稍地过伸的仰卧位,以坚持 2～3 小时为宜,以免术中长期处于这一固定体位而产生不适感。俯卧位的练习主要用于颈后路手术患者。患者俯卧在床上,用高枕头或叠好的被子把胸部垫高 20～30 cm,在额部垫一个硬的东西(如书),以保持颈部屈曲的姿势,坚持的时间应超过手术所需的时间,一般以能坚持 3～4 小时为宜。

(4)床上大小便及肢体功能锻炼:护理人员应强调其对手术及术后康复的积极意义,使患者在术前两天学会在床上解大小便;教会患者术后在床上进行四肢的主动活动;讲解轴线翻身的配合要点和重要性。

4.感染的预防

住院患者要保持口腔清洁,经常用含漱液含漱;对有吸烟习惯的患者,护理人员应在入院时即劝其停止吸烟,以减少对呼吸道的刺激及呼吸道分泌物;对痰多黏稠者应给以雾化吸入或使用祛痰药;指导患者训练深呼吸运动,可增加肺通气量,也有利于排痰、避免发生坠积性肺炎。

5.手术前一天的准备

(1)药敏试验:包括抗生素试验、碘过敏试验(手术中拟行造影者)。如过敏试验呈阳性,护理人员应及时通知医师,并做好标记。

(2)交叉配血:护理人员应及时抽取血标本,送血库,做好血型鉴定和交叉配血试验。

(3)皮肤准备:护理人员应按照手术要求常规备皮。颈椎前路手术的备皮范围包括下颌部、颈部、上胸部;颈椎后路手术要理光头,手术的备皮范围包括颈项部、肩胛区;若需要取自体移植,在供骨区(多为髂骨区)做准备。另外,患者还要修剪指甲、沐浴、更换清洁衣裤。

(4)选配颈托:为达到充分减压的目的,术中需切除椎间盘组织及部分椎体骨质,并进行植骨,颈椎的稳定性受到一定影响,因此术后需佩戴颈托进行保护。目前多采用前后两片式颈托,松紧可自由调节,根据患者的个体选择不同的型号。患者术前试戴一段时间,以既能控制颈部活动,又无特别不适为宜。护理人员应详细讲解颈托的佩戴、脱取、使用、保养等方法,并要求患者及其家属能正确地复述且能在护理人员指导下正确操作。佩戴颈托松紧适宜,维持颈椎的生理曲度,过松影响制动效果,过紧颈托边缘易压伤枕骨处皮肤,影响呼吸。勿让颈托直接与患者的皮肤接触,因其材料为优质泡沫,吸汗性能差,故应在颈托内垫棉质软衬垫,这样有利于汗液吸收。每天更换内衬垫1～2次,确保颈部舒适、清洁。佩戴颈托期间,保持颈托清洁,必要时用软刷蘸洗洁精清洗干净,用毛巾擦干,将颈托置于阴凉处晾干。加强颈部皮肤护理,护理人员向患者及其家属详细讲解佩戴颈托期间皮肤护理的重要性,指导、协助并教会家属定时检查患者颈托边缘及枕部皮肤的情况,并定时按摩。

(5)胃肠道准备:术前一天以半流质或流质食物为佳。对于择期手术患者、大便功能障碍导致便秘及排便困难的患者,为了防止麻醉后肛门松弛,不能控制粪便的排出,增加污染的机会或避免术后腹胀及术后排便的痛苦,护理人员应在术前晚上及手术日早晨用0.1%～0.2%的肥皂水各灌肠一次。

6.手术当天的护理

(1)观察:护理人员应观察患者的情绪、精神状况、生命体征、禁食和禁饮情况;若患者的体温突然升高、女性患者月经来潮及有其他异常情况,要及时与医师联系,应推迟择期手术的患者的手术日期。

(2)饮食:手术日早晨患者禁食、禁水,术前禁食12小时以上,禁饮4～6小时,防止麻醉或手术过程中呕吐而致窒息或吸入性肺炎。但应根据情况服用抗结核药、降糖药、降血压药。

（3）用物准备：护理人员应准备好带往手术室的各种用物，包括颈托、术中用药、影像学资料、病历等，检查术前各项准备工作是否完善，应确认所有术前医嘱、操作及医疗文书均已完成。

（4）着装准备：护理人员应要求患者仅穿病员服，里面不穿任何内衣；告知患者不要化妆、涂指甲油，以免影响术中对皮肤颜色的观察；请患者取下佩戴的饰物、义齿、手表、隐形眼镜等，将贵重物品交由家属保管。

（5）交接患者：护理人员应向接病员的手术室工作人员交点术中用物、病历等，扶患者上平车，转运期间把患者的安全放在首位；仔细核对，确认患者为拟行手术的患者。

（6）病床准备：患者进入手术室后，护理人员应更换病床上的床单、被套等物，准备输液架、氧气装置、吸引器、气管切开包、监护仪、两个沙袋及其他必需用物。

（二）术后护理

1.体位

患者术后返回病房，要有3～4人参与搬运。护理人员应协助将患者抬上病床，手术医师负责头颈部，搬运时必须保持脊柱水平位，将头颈部置于自然中立位，局部不弯曲、不扭转，动作轻、稳，步调一致，尽量减少震动，注意保护伤口，如有引流管、输液管要防止其被牵拉而脱出。因术后患者戴有颈托，将患者放置于适当体位后，需摘下颈托，在头颈部两侧各放一个沙袋以固定、制动，局部制动不仅可减少出血，还可以防止植骨块或内固定物移位。交接输血、输液及引流管情况。

2.密切观察病情变化

术后进行心电监护。术后6小时内监测血压、脉搏、呼吸、血氧饱和度，每15～30分钟1次，病情平稳后改为1～2小时1次。手术过程中刺激脊髓，导致脊髓、神经根水肿，可造成呼吸肌麻痹；牵拉气管、食管、喉上神经、喉返神经，可出现呼吸道分泌物增多、声嘶、呛咳、吞咽和呼吸困难等异常情况，应重点观察呼吸的频率、节律、深浅、面色的变化，四肢皮肤的感觉，运动和肌力情况。低流量给氧12～24小时。用醋酸地塞米松、硫酸庆大霉素或盐酸氨溴索加入生理盐水行超声雾化，每天2～3次。护理人员应鼓励患者咳嗽，促进排痰，必要时使用吸痰器，保持呼吸道通畅。如患者出现憋气、呼吸表浅、口唇及四肢末梢发绀，血氧饱和度降低,护理人员应立即报告医师并协助其处理。

3.观察伤口情况

如有渗出、护理人员应及时更换潮湿的敷料,观察渗出液的量和色;妥善固定引流管并保持其通畅,一般术后 24～48 小时,引流量＜50 mL,引流液颜色淡,即可拔管;注意观察有无脑脊液漏。

4.皮肤护理

护理人员应避免患者的皮肤长时间受压,注意保持床单位清洁、平整,协助患者翻身,为其拍背,每 2 小时 1 次;帮其更换体位时保持脊柱中立位,防止颈部过屈、过伸及旋转。

5.预防肺部、泌尿系统感染

患者卧床期间,护理人员应给予口腔护理,每天 2 次;术后第 2 天即可嘱患者做深呼吸及扩胸运动;每天以 1∶5 000 呋喃西林或 500 mL 生理盐水密闭式冲洗膀胱 2 次,擦洗会阴 2 次,每天更换尿袋,定时放尿;嘱患者多饮水,每天的饮水量不少于 2 500 mL。

6.活动护理

患者下床时先坐起,逐渐移至床边,双足垂于床下,适应片刻,无头晕、眼花等感觉时,再站立行走,防止长时间卧床后突然站立导致直立性低血压而摔倒。

7.加强锻炼

护理人员应在术后第 1 天协助患者做肢体抬高、关节被动活动及肌肉按摩等,第 2 天嘱患者练习握拳,抬臂,伸、曲髋、膝、肘关节,每天 2～3 次,每天 15～30 分钟,循序渐进,以患者不疲劳为主。

(三)出院指导

(1)护理人员应嘱患者术后 3 个月内继续佩戴颈托以保护颈部,避免颈部屈伸和旋转运动。

(2)护理人员应嘱患者保持颈托清洁、松紧适中,内垫小毛巾或软布以确保舒适,防止皮肤压伤;始终保持颈部置中立位,平视前方,卧位时去枕平卧或仅垫小薄枕,保持颈椎的正常曲度;禁止做低头、仰头、旋转动作;避免长时间看电视、电脑、书、报纸,防颈部过度疲劳;避免用高枕,保持颈部功能位,特殊情况下遵医嘱。

(3)患者应继续加强功能锻炼,保持正常肌力,加大关节活动度;持之以恒,促进颈部肌肉血液循环,防止颈背肌失用性萎缩。

(4)术后 3 个月患者应门诊复查随访。若颈部出现剧烈疼痛或吞咽困难,有梗塞感,应及时来院复查,可能为植骨块、内固定物松动、移位、脱落。

（5）术后 6 个月患者可恢复工作,工作中注意不能长时间持续屈颈,保持颈椎正常曲度以防复发;术后 3 个月内禁抬重物。

（6）应用营养神经药物 1～3 个月。

第二节　腰椎间盘突出症

腰椎间盘突出症是指因腰椎间盘变性、破裂后髓核组织向后方突出或突至椎板内,致使相邻组织遭受刺激或压迫而出现的一系列临床症状。腰椎间盘突出症为临床上常见的疾病之一,多见于青壮年,虽然腰椎各节段均可发生,但以发生在 $L_{4\sim5}$、$L_5\sim S_1$ 为多见。

一、病因

(一)退行性变

腰椎间盘突出症的危险因素有很多,其中腰椎间盘退行性变是根本原因。椎间盘的退行性变从 20 岁即开始,在 30 岁时已很明显。此时,在组织学方面可见到软骨终板柱状排列的生长层消失,关节层逐渐钙化,并伴有骨形成和血管的侵入。

(二)职业相关性

腰椎间盘突出症有明显的职业相关性。工作中反复举重物,有垂直震荡、扭转等特点者,腰椎间盘突出症的发病率高。腰椎间盘长期受震荡,产生慢性压应力,使椎间盘退行性变和突出。长期弯腰工作者的髓核长期被挤向后侧,纤维环后部长期受到较大的张应力,再加上腰椎间盘后方纤维环较薄弱,易发生突出,所以他们也是腰椎间盘突出症的高危人群。

(三)外伤

外伤是腰椎间盘突出症的重要因素,与儿童和青少年该病的发病关系密切。

(四)遗传因素

腰椎间盘突出症有家族性发病的报道。有些人种的发病率较低。

(五)腰骶先天异常

腰骶椎畸形可使发病率升高,包括腰椎骶化、骶椎腰化、半椎体畸形等。

(六)体育运动

很多体育运动虽能强身健体,但也能增加腰椎间盘突出症发生的可能性。跳高、跳远、高山滑雪、体操、足球等活动能使椎间盘在瞬间受到巨大的压应力和旋转应力,纤维环受损的可能性大大增加。

(七)其他因素

寒冷、酗酒、腹肌无力、肥胖、多产、某些不良站姿和坐姿,也是腰椎间盘突出症的危险因素。

二、临床表现

(一)疼痛

腰痛是腰椎间盘突出症最早的症状。腰椎间盘突出症是在腰椎间盘退行性变的基础上发展起来的,在突出以前的椎间盘退行性变发生时即可出现腰痛。腰痛多数是由慢性肌肉失衡、姿势不当或情绪紧张引起的。椎间关节的牵涉性疼痛是由椎旁肌肉、韧带、关节突、关节囊、椎间盘或硬膜囊受损引起的,疼痛在腰骶部或患侧下肢。若腰部的肌肉慢性劳损,其疼痛一般局限于腰骶部,不向下肢放射。神经根引起牵涉性疼痛,其支配的皮节易出现刺痛、麻木感,若前根的运动神经受压,可出现支配肌肉的力量下降和萎缩。

(二)下肢放射痛、麻木

下肢放射痛、麻木主要是因为突出的椎间盘对脊神经根造成化学性和机械性刺激,表现为腰部至小腿后侧的放射性疼痛或麻木感。肢体麻木多与下肢放射痛伴发。麻木是突出的椎间盘压迫本体感觉和触觉纤维引起的。有少数患者自觉下肢发凉、无汗或出现下肢水肿,这与腰部交感神经根受到刺激有关。中央型巨大突出者,可出现会阴部麻木、刺痛、排便及排尿困难,男性阳痿,双下肢坐骨神经疼痛。

(三)肌肉萎缩

腰椎间盘突出症较重者,常伴有患下肢的肌萎缩,多见拇趾背屈肌力减弱。

(四)活动范围减小

腰椎间盘突出症常引起腰椎的活动度受限。前屈受限病变多在上腰椎,侧屈受限有神经根受刺激的情况,伸展受限多有关节突关节的病损。

(五)马尾神经症状

马尾神经症状主要表现为会阴部有麻木和刺痛感,排便和排尿困难。

(六)体格检查

体格检查可发现腰椎生理曲度改变,腰背部压痛和叩痛,步态异常,直腿抬高试验呈阳性等。

三、辅助检查

辅助检查包括摄腰椎正侧位、斜位片,CT、MRI检查,对有马尾神经损伤者行肌电图检查。

四、治疗

(一)非手术治疗

非手术治疗适用于首次发病者、疾病较轻者、诊断不清者、不宜手术者。方法包括卧床休息、卧床休息加牵引、用支具固定、理疗、封闭治疗、采用髓核溶解术。

(二)手术治疗

对有以下情况的患者,应手术治疗。

(1)诊断明确,病史超过半年,经过严格保守治疗至少6周无效;或保守治疗有效,经常复发且疼痛较重而影响工作和生活。

(2)腰椎间盘突出症首次发作,疼痛剧烈,患者因疼痛难以行动及入睡,被迫处于屈髋屈膝侧卧位,甚至跪位。

(3)单根神经麻痹或马尾神经受压麻痹,表现为肌肉瘫痪或出现直肠、膀胱症状。

(4)病史虽不典型,但脊髓造影或其他影像学检查显示硬脊膜明显充盈缺损或神经根压迫征象,或显示巨大突出。

(5)椎间盘突出并有腰椎管狭窄。

五、护理措施

(一)术前护理

1.心理护理

腰椎间盘突出症大多病程长,反复发作,给生活及工作带来极大不便,患者的心理负担重。护理人员应深入病房与患者交流、谈心，了解患者所思所虑，给予正确疏导。针对自身疾病转归不了解的患者，护理人员应根据患者的年龄、性别、文化背景、职业、性格特点，耐心向患者介绍疾病的病因、解剖知识、临床症状、体征，使患者掌握该病的基本知识，能配合治疗及护理。对担心手术不成功及预后的患者，护理人员要向患者介绍主管医师的技术水平及可靠性，简明、扼要地介绍手术过程、注意事项及体位的要求，增强患者对手术的信心，使患者处于最佳状态、接受手术。

2.术前检查

该病患者的年龄一般较大，故术前护理人员应认真协助患者做好各项检查；了解患者的全身情况，是否有心脏病、高血压、糖尿病等严重全身疾病，如有异常，给予相应的治疗，使各项指标接近正常，以减少术后并发症的发生。

3.体位准备

术前3~5天，护理人员应指导患者在床上练习大小便，防止术后卧床期间因体位改变而发生尿潴留或便秘。

4.皮肤准备

术前3天，护理人员应嘱患者洗澡，为活动不便的患者认真擦洗手术部位；术前1天备皮、消毒，注意勿损伤皮肤。

(二)术后护理

1.生命体征观察

术后护理人员应监测体温、脉搏、血压、呼吸及面色等情况，持续心电监护，每1小时记录1次，发现异常，立即报告医师。护理人员应观察患者双下肢运动、感觉情况及大小便有无异常，及时询问患者腰痛、腿痛和麻木的改善情况，如发现患者体温升高伴有腰部剧烈疼痛，应及时处理。

2.切口引流管的护理

护理人员应观察伤口敷料有无渗血、脱落或移位，伤口有无红肿，缝线周围情况如何。术后一般需在硬膜外放置负压引流管，观察并准确记录引出液的颜色、性质、量。保持引流通畅，防止引流管扭曲、受压、滑出。第1天引流量应少于400 mL，第3天应少于50 mL，此时即可拔除引流管，一般术后48~72小时拔管。若引流量大，色淡，且患者出现恶心、呕吐、头痛等症状，护理人员应警惕脑脊液漏，及时报告医师。有报道称腰椎间盘突出症术后脑脊液漏的发生率为2.65%。

3.体位护理

术后患者要在硬板床上仰卧 4～6 小时,以减轻切口疼痛和术后出血,之后则根据手术方法可以侧卧或俯卧。护理人员应帮助患者翻身,按摩受压部位,必要时加铺气垫床,避免压疮发生,帮助患者翻身时,保持患者的脊柱平直,勿使脊柱屈曲、扭转,避免拖、拉、推等动作。

4.饮食护理

术后护理人员应给予患者清淡、易消化、富有营养的食物,如蔬菜、水果、米粥、汤类。患者禁食辛辣、油腻、易产气的豆类食品及含糖较高的食物,大便通畅后可逐步增加肉类。

5.尿潴留及便秘的护理

护理人员应了解患者产生尿潴留的原因,给予必要的解释和心理安慰,给患者创造良好排便环境,让患者听流水声及用温水冲洗会阴部,必要时用穴位按摩帮助排尿或导尿,解除尿潴留;指导患者掌握在床上大便的方法,术后 3 天禁食辛辣及含糖较高的食物,多食富含粗纤维的蔬菜、水果;按结肠走向按摩患者的腹部,嘱其每天早晨空腹饮 1 杯淡盐水,必要时给患者用缓泻剂灌肠。

6.并发症的护理

(1)脑脊液漏:由多种原因引起,如锐利的骨刺、手术时硬膜损伤。患者表现为恶心、呕吐和头痛等,伤口负压引流量大,色淡。护理人员应给患者取去枕平卧位,在伤口局部用 1 kg 沙袋压迫,同时减轻引流球负压。护理人员应遵医嘱静脉输注林格液,必要时让医师探查伤口,缝合裂口或修补硬膜。

(2)椎间隙感染:是椎节深部的感染,多见于椎间盘造影、髓核化学溶解或经皮椎间盘切除术术后。该并发症表现为背部疼痛和肌肉痉挛,并伴有体温升高。MRI 检查是可靠的检查手段。一般采用抗生素治疗。

六、健康教育

(1)护理人员应向患者说明术后功能锻炼对恢复腰背肌的功能及防止神经根粘连的重要性。虽然手术摘除了突出的髓核,解除了对神经根的压迫和粘连,但受压后(尤其是病程较长者)出现的神经根症状的消除以及腰、腿部功能的恢复仍需较长的时间,而手术又不可避免地引起不同程度的神经根粘连。进行功能锻炼可促进损伤组织的修复,改善肌肉萎缩、肌力下降等,有利于纠正不良姿势。功能锻炼的原则:先少量活动,以后逐渐增加运动量,以锻炼后身体无明显不适为度,持之以恒。

（2）直腿抬高锻炼：术后 2～3 天，护理人员应指导患者做直腿抬高锻炼，每次抬高应超过 40°，持续 30 秒至 1 分钟，每天 2～3 次，每次 15～30 分钟，逐渐增加高度，以能耐受为限。

（3）腰背肌功能锻炼：患者术后应尽早锻炼以恢复腰背肌的功能，缩短康复过程。进行腰背肌功能锻炼时应严格掌握锻炼的时间及强度，遵循循序渐进、持之以恒的原则。一般开窗减压、半椎板切除术术后 1 周，全椎板切除术术后 3～4 周，植骨融合术术后 6～8 周开始腰背肌功能锻炼。具体锻炼方法为先采用五点支撑法。患者取仰卧位，屈肘，伸肩，然后屈膝，伸髋，同时收缩背伸肌，以双脚、双肘及头部为支点，使腰部离开床面，每天坚持锻炼数十次。1～2 周后改为三点支撑法。患者双肘屈曲贴胸，以双脚及头枕为支点，使整个身体离开床面，每天坚持数十次，持续 4～6 周。飞燕法：先取俯卧位，颈部向后伸，稍用力抬起胸部离开床面，两上肢向背后伸，两膝伸直，再从床上抬起双腿，以腹部为支撑点，身体两头翘起，每天 3～4 次，每次 20～30 分钟。应坚持功能锻炼半年以上。

第三节　上肢骨折

人类拥有极其灵巧的双手，上肢的结构为手部活动提供了保障，肩、肘、腕以及手部各关节的复杂连接，各肌群高度协调等，都是为了使双手充分发挥其活动功能。因此，上肢骨折后治疗的主要目标是恢复上肢关节的活动能力，维持和恢复手部动作的灵活性和协调性，从而恢复正常活动能力与工作能力。

一、锁骨骨折

（一）概述

锁骨骨折是较常见的一种骨折，多发生于儿童及青壮年，大多由间接暴力引起。例如，跌倒时肩部着地，暴力可传导至锁骨，引起骨折；跌倒时手向外撑，也可引起锁骨中 1/3 处骨折。仅少数锁骨骨折为直接暴力所致。

（二）临床表现

（1）患侧肩下垂，向前内侧倾斜，头偏向患侧，患者用健侧手掌支托患侧肘部。

（2）局部疼痛肿胀，有皮下瘀斑，骨折处异常隆起。

(3)局部压痛明显,可触及移位的断端。

(三)治疗原则

1.无移位骨折

用三角巾悬吊患肢 3~6 周。

2.有移位中段骨折

采用手法复位,横行 8 字绷带固定。

3.粉碎性骨折或合并血管、神经损伤

手术探查,修复血管、神经,骨折端复位内固定。如果断端骨质缺损严重,可行植骨术。

4.合并头、胸、腹部损伤而不能立即整复

可让患者卧床,将枕垫于背部两肩胛之间,使肩成后伸、外展位,待全身情况好转后再固定。

5.骨折不愈合或畸形愈合影响功能

可切开复位钢针内固定,术后用三角巾悬吊患肢 5~6 周,然后让患者进行练习活动。再用吊带保护 3~4 周,以免因骨折愈合不牢发生再骨折。

(四)护理措施

(1)术前患者的两肩保持后伸、外展位。护理人员遵医嘱术前 2 小时内备皮,范围上至同侧乳突部,下至上臂下 1/3,两侧过躯体正中线,包括腋下。

(2)患者术后 6 小时内平卧,可适当抬臀;两肩胛间垫一个软枕,两肩后伸、外展。

(3)并发症护理:①护理人员应预防患者的肺部感染。②预防骨折部位与附近的软组织发生粘连,影响肩关节的活动度。护理人员应做好家属工作,取得配合,共同督促患者锻炼。护理人员应正确指导患者进行肩关节功能锻炼。患者麻醉清醒后即可开始患肢主动握拳、伸拳、屈腕、伸腕练习及主动耸肩练习,每天 3 次,每次 15~30 分钟。

(4)患者麻醉清醒后即可进行肘关节的锻炼。方法:在肩关节制动的情况下,开始做握拳、伸指、屈指、屈腕、伸腕、屈肘、伸肘等活动,每天 3 次,每次 15~30 分钟。护理人员应鼓励患者进行深呼吸、躯干和下肢的主动运动。患者经医师同意后,进行前臂内、外旋等主动练习,尽量让幅度大,逐渐增加用力程度。第二周增加捏小球,抗阻腕屈伸运动,被动或主动的肩外展、旋转运动。第三周增加抗阻的肘屈伸与前臂内外旋运动,取仰卧位,用头与双肘支撑,做挺胸练习。

(5)健康教育:伤后根据个人情况适当活动,下地活动时避免碰撞患肢,可用前臂吊带保护患肢。伤后初期饮食以清淡、易消化的食物为主;恢复期多吃瘦肉、鸡蛋等高蛋白食物,多吃蔬菜、水果等富含纤维素的食物,保持大便通畅。患者发生骨折后,一般非常紧张,因此护理人员要耐心做好心理护理,使其对疾病有正确的认识,为手术治疗做好准备,树立战胜疾病、早日康复的信心。

二、肱骨干骨折

(一)概述

肱骨外科颈下 1～2 cm 至肱骨髁上 2 cm 段内的骨折称为肱骨干骨折。在肱骨中下部,有肱骨主要营养动脉经滋养孔入骨,下 1/3 段骨折常使该血管损伤,使骨折段血供不良,是发生骨折愈合不良或不愈合的原因之一。肱骨中下 1/3 段后外侧有桡神经沟,桡神经在其内紧贴。此处骨折时,易合并桡神经损伤。上臂有多个肌肉附着点,故不同平面骨折所致骨折移位也不同。

肱骨干骨折是一种常见的损伤,约占全身骨折的 1%,直接暴力多致中上 1/3 骨折,多为横形或粉碎骨折。传导暴力多致中下 1/3 段骨折,多为斜形或螺旋形骨折。旋转暴力多可引起肱骨中下 1/3 交界处骨折,所引起的肱骨骨折多为典型螺旋形骨折。如骨折平面在三角肌止点以上,近折端受胸大肌、大圆肌、背阔肌牵拉向内移位,远折端因三角肌、肱二头肌、肱三头肌的作用向外上移位。如骨折平面在三角肌止点以下,近折端受三角肌和喙肱肌牵拉向外前移位,远折端受肱二头肌、肱三头肌的作用向上重叠移位。

(二)临床表现

此种骨折均有明显外伤史,出现局部肿胀、疼痛、畸形和皮下瘀斑,有上肢活动障碍。检查可发现反常活动及骨擦感,骨传导音减弱或消失。常规的正侧位 X 线片检查可明确骨折部位、类型及移位情况,以供治疗参考。例如,合并桡神经损伤者可出现典型垂腕、各手指掌指关节不能背伸,拇指不能伸,手背桡侧 3 个半指的皮肤大小不等的感觉麻木区。

(三)治疗原则

(1)对横行、斜形或粉碎性骨折可于复位后用夹板或石膏固定,练习肩关节活动时应弯腰 90°,做钟摆样活动,因直立位练习易引起骨折部位成角畸形。

(2)对螺旋形或长斜形骨折可采用小夹板固定,亦可采用悬垂石膏固定,通过石膏重量的牵引使骨折复位,但患者不能平卧,睡觉时需取半卧位。

(3)对有以下情况的患者可考虑手术治疗：①反复手法复位失败,骨折端对位、对线不良,估计愈合后影响肩肘关节功能;②骨折有分离移位,或骨折端有软组织嵌入;③合并神经、血管损伤;④陈旧骨折不愈合;⑤有影响肩肘关节功能的畸形;⑥同一肢体或其他部位有多发性骨折;⑦有病理性骨折;⑧有 8~12 小时内污染不重的开放性骨折。

对合并桡神经损伤的患者,术中应探查神经,若完全断裂,可一期修复桡神经。若为挫伤,神经的连续性存在,则切开神经外膜,减轻神经继发性病理改变。

(四)护理措施

1.体位护理

对肱骨干上 1/3 骨折要用夹板超肩关节固定,对中 1/3 骨折则不超过上下关节固定,下 1/3 骨折要用夹板超肘关节固定。小夹板固定、石膏固定或手术切开复位内固定术后,患者卧床时须用垫枕将患肢抬高,高于心脏水平,以利于静脉、淋巴回流,减轻肿胀。患者站立时应将前臂置于功能位,屈肘 90°,用前臂悬吊带将患肢悬挂于胸前。悬垂石膏固定的患者应采取半卧位,以继续维持其下垂牵引的作用。悬垂石膏固定法是利用石膏和上肢的重量以达到整复和矫正成角畸形的目的,多用于螺旋形骨折或斜形骨折有短缩移位者。

2.饮食护理

整复或手术前,护理人员应尊重患者的生活习惯,建议其进食高蛋白、高维生素、高纤维、易消化的饮食。手术当日根据麻醉方式选择进食时间,臂丛或颈丛神经麻醉术后禁食 4 小时后可以进流质饮食。术后第2天,患者宜进清淡、易消化、温热的食物,如鸡蛋、牛奶、新鲜蔬菜、瘦肉、新鲜水果,禁食辛辣、油腻、生冷的食物。肱骨干骨折的中后期患者可以进食滋补肝、肾的食物,如动物肝脏、牛奶、排骨汤、瘦肉、蘑菇、水果,以促进骨折愈合。

3.伤肢护理

对闭合穿针夹板外固定者,护理人员应保持针眼干燥,防止针眼感染,随时注意调节夹板的松紧度,保持有效外固定,固定松紧以夹板上下移动 1 cm 为宜,严密观察患肢外周血液循环、感觉、运动情况及桡神经损伤情况,如发现患肢发凉、发紫,垂腕,掌指关节不能伸直,拇指不能背伸等情况,及时报告医师处理。对石膏固定者,护理人员应保持石膏清洁,观察石膏的松紧度,防止压疮或桡神经损伤症状。

4.功能锻炼

患者在骨折复位或手术后麻醉消失即可进行手指、腕关节的屈、伸活动。术后 24 小时后护理人员应协助并指导患者进行指间关节、掌指关节的活动,如握拳、抓空增力、五指起落、腕关节的背伸、屈曲、桡偏、尺偏运动,每天 2～3 次,每次 5～10 分钟。术后 6 周解除外固定后,护理人员应协助并指导患者做肘关节、肩关节的活动,如肩关节外展、内收、抬举及肘关节屈、伸,并配合药物擦洗、按摩,使肩关节、肘关节的功能早日恢复。

5.健康教育

护理人员应嘱咐患者加强营养,根据不同体质进行饮食调护。患者应多食滋补肝、肾之品,如瘦肉、骨头汤、桂圆、山药。患者出院时护理人员应将药物的名称、剂量、用法、注意事项等告诉患者,嘱其按医嘱服用接骨续筋药物,以促进骨折愈合。例如,三七接骨丸,每天 2 次,每次 6 g,饭后服用,多饮水,防上火。护理人员应嘱患者继续做指、掌、腕关节的活动,并做上臂肌肉的主动收缩活动,应注意加强肩关节、肘关节活动,活动范围由小到大,次数由少到多,然后进行各个方向的综合练习,切不可操之过急。固定解除后,患者可配合中药熏洗、用红花酒按摩等方法,以利于舒筋活络、通利关节。如伤口未拆线患者即出院,护理人员应告诉患者注意伤口情况并遵医嘱及时到医院换药,直至伤口愈合。护理人员应告诉穿针患者注意针眼处情况,如有渗液,及时就诊;对带石膏及外固定出院患者,告知患者注意事项,如有外固定断裂、松动,及时就诊;对使用"U"形石膏固定的患者,嘱其必须在肢体肿胀消退后更换 1 次石膏。肱骨中下 1/3 骨折,固定时间适当延长,X 线复查见断端有大量骨痂生长、骨折线已模糊之后,才能解除固定。

三、尺桡骨双骨折

(一)概述

尺桡骨双骨折是常见的创伤,多发生于青少年。尺桡骨双骨折由 3 种暴力引起。①直接暴力:多见于打击或机器伤。骨折为横行或粉碎性,骨折线在同一平面上。②间接暴力:跌倒时手掌触地,暴力向上传达,桡骨中部或上 1/3 骨折,残余暴力通过骨间膜转移到尺骨,造成尺骨骨折。所以骨折线位置低。桡骨为横行或锯齿状、尺骨为短斜形骨折移位。③扭转暴力:前臂受扭转外力,造成骨折。跌倒时,前臂过度旋前或旋后,发生双骨螺旋形骨折。多数此类骨折由尺骨内上方斜向桡骨外下方,骨折线方向一致,尺骨干的骨折线在上,桡骨的骨折线在下。

(二)临床表现

前臂外伤后出现肿胀、畸形、疼痛,伤肢活动障碍,检查时见前臂压痛,有假关节活动、骨擦音、骨擦感。X线片能确定诊断及骨折类型,投照范围应包括上尺桡关节、下尺桡关节,以判断骨折移位的程度及是否存在上尺桡关节、下尺桡关节的损伤。

(三)治疗原则

1.闭合复位外固定

多数闭合性尺桡骨骨折可采用闭合复位外固定治疗。在充分麻醉状态下,根据桡骨近端的旋转位置,将前臂远端置于相应的旋转位置,然后采用牵引、分骨及回旋等手法纠正重叠、侧方移位及旋转移位,使骨折端变为单一的掌、背方向的移位。如为横行骨折,可用折顶及提按等手法加以纠正。

双骨折不能同时复位,一般可先复位桡骨,再复位尺骨,也可先复位稳定骨,再复位另一种骨。

儿童青枝骨折前臂有向掌侧成角畸形时,常伴有旋后畸形。闭合复位时,不应单纯纠正成角应力,需同时将骨折远端旋前,才可达到良好效果。

骨折复位后,常采用夹板或石膏外固定。应用分骨垫时,要注意防止局部压疮。固定过程中,要注意调整固定的松紧及观察伤肢血运,以防止骨筋膜室综合征出现,给患者带来巨大痛苦。外固定时间一般为6~10周,可根据X线及临床表现,来确定去除外固定的时间。

2.开放复位内固定

对以下情况可考虑行开放复位内固定:①开放性骨折;②多段骨折或不稳定性骨折,不能满意复位或不能维持复位;③多发性骨折,尤其是同一肢体多发性骨折;④有对位不良的陈旧性骨折或影响功能的畸形愈合;⑤骨折断端间软组织嵌入,影响复位。

骨折行开放复位后,可采用钢板螺丝钉或加压钢板螺丝钉内固定,亦可采用髓内钉内固定。术后适当采用外固定。

尺桡骨骨折后如处理不当,可出现畸形愈合、不愈合、骨筋膜室综合征、骨间膜挛缩以及桡神经深支损伤等并发症。

(四)护理措施

(1)护理人员应了解患者的心理所需,消除其恐惧、不安的情绪,协助患者做好各项检查。

（2）手法复位或手术前，护理人员应尊重患者的生活习惯，建议其进食高蛋白、高维生素、高纤维、易消化的食物。手术当日根据麻醉方式选择进食时间：臂丛神经麻醉者，术前 4～6 小时禁食、水；全麻患者术前 8 小时禁食、水。术后第 2 天，患者宜食高维生素、清淡、可口、易消化的食物，如新鲜蔬菜、米粥、面条，忌生冷、辛辣、油腻的食物。后期患者可进食高蛋白食物，如牛奶、鸡蛋、瘦肉。

（3）手法复位或手术后护理人员应给患者抬高患肢，以利肿胀于消退；注意检察患者手的温度、颜色及感觉，并向患者及家属说明注意事项。若手部肿胀严重，皮肤发凉、青紫、疼痛剧烈，护理人员应立即检查夹板或石膏是否固定得太紧，必要时去除外固定，警惕发生前臂骨筋膜室综合征。手术者应观察渗血情况，术后 30 分钟观察 1 次，观察 4～6 次无异常后，4～8 小时观察 1 次，连续 3 天，各班床头交接。有异常时护理人员应及时报告医师。

（4）患者在手术后或复位固定后即开始进行手指屈伸、握拳活动及上肢肌肉收缩活动，握拳时要尽量用力，充分屈伸手指，以促进气血运行，使肿胀消退。开始锻炼时活动范围和运动量可略小，以后逐渐增加。手术或复位固定后 2～3 周，局部肿胀消退，可以开始进行肩、肘、腕关节的屈伸活动，活动范围、频率逐渐增大，但应避免前臂旋转活动。手术或复位固定后 6～8 周，可做适当的前臂旋转活动。外固定解除后，配合中药熏洗，全面锻炼患肢功能。

（5）健康教育：护理人员应嘱患者注意观察肢体远端血液循环活动和感觉情况，观察夹板或石膏的松紧是否适宜。根据骨折的愈合情况，护理人员应遵医嘱指导患者继续服用药物。患者要加强营养，促进骨折处愈合，多食骨头汤、鸡蛋、鱼汤等；外固定解除后加强肘关节的伸、曲和前臂旋转活动。患儿在玩耍时注意保护患肢，防止再次弄伤患肢。患者术后 1 周复查，以后根据骨折愈合的情况定期复查至痊愈，发现问题及时处理。

第四节 下肢骨折

从流行病学的角度看，下肢骨折的发病率高，易合并多发伤、开放伤；从解剖及生物力学观点看，下肢功能主要为负重及行走功能，下肢要有高度的稳定性，治疗中要求骨折复位达到满意程度，恢复下肢的正常轴线，以避免骨关节炎的发生。下肢受力较大,内固定器材要坚固。两下肢应等长,若长度相差 2 cm 以上,就会影响走路,相差越大,影响越严重。目前,国内外对下肢骨折多采用内固定治疗。

一、股骨干骨折

(一)概述

股骨干骨折是骨科临床上常见的骨折之一。由于股骨是人体内最大的骨骼,是下肢的主要负重骨之一,对其治疗不当可引起长期的功能障碍及严重的残疾。该病占骨折总数的 10%～15%,多发生于股骨的中 1/3 处。高能创伤(如坠落伤、跌伤、车祸伤)是常见的病因。该病常常合并多系统损伤。

(二)临床表现

局部疼痛、肿胀和畸形较明显,有活动障碍,远端肢体异常扭曲,出现反常活动、骨擦音。股骨干骨折可因出血量大出现休克症状和体征。

(三)治疗原则

1.非手术疗法

非手术疗法多采用牵引治疗,可分为皮牵引和骨牵引。对 3 岁以下儿童一般采用垂直悬吊牵引,时间为 3～4 周,牵引重量以患儿臀部稍稍离开床面为度。3～4 周时 X 线检查见有骨痂生长后,可去除牵引。由于儿童骨骺的愈合能力及塑形能力强,对于 2 cm 以内的短缩及 15°以内成角可自行矫正。对于 4 岁以上的儿童及成人可采用骨牵引,为避免损伤胫骨结节骨骺,对儿童采用胫骨上端牵引,在牵引过程中需定期复查 X 线片以了解骨折复位及对位、对线维持情况。儿童的牵引时间一般为 4～6 周,成人的牵引时间为 8～12 周,牵引期间加强大腿肌肉特别是股四头肌的锻炼。

2.手术治疗

股骨干骨折是髓内钉内固定的最佳适应证。目前临床多采用交锁髓内钉固定,需注意应在术后 4～6 周复查 X 线片,如骨痂生长满意,可改静力固定为动力固定。

钢板固定是偏心固定,而且会造成一定的应力遮挡,因此目前其主要适应证如下:①儿童股骨干骨折,但需注意切勿损伤骨骺,而且骨折两端应各有 4 个皮质骨螺钉固定;②开放性骨折合并神经、血管损伤;③髓腔狭窄或骨干发育畸形,不适合髓内钉固定;④多发伤患者体位不适合髓内钉固定;⑤骨折畸形愈合,需截骨矫形或骨折不愈合,有较大骨缺损者。

外固定器治疗的主要适应证有污染严重的开放性骨折,合并有血管损伤的骨折,患者全身情况不允许时,对骨折进行临时固定。

对于股骨干骨折合并有股骨颈骨折,可以选择不同组合的内固定:交锁髓内钉＋空心加压螺钉;钢板＋空心加压螺钉;逆行髓内钉＋空心加压螺钉。

(四)护理措施

1.病情观察

护理人员应严密观察患者的体温、脉搏、呼吸、血压、神志、瞳孔的变化,遵医嘱尽快建立静脉通道,以防创伤性休克的发生。如发现患者的体温突然升至38 ℃以上,脉搏为每分钟120～200次,又无其他感染迹象,或患者烦躁不安、呼吸困难、神志模糊、有皮下淤血点、血压下降、出现进行性低氧血症等,护理人员应怀疑有脂肪栓塞的可能,立即报告医师,给予及时处理。

护理人员应抬高患肢,严密观察患肢外周血液循环、感觉、运动情况。对新鲜骨折入院、手术、整复、牵引和进行石膏夹板外固定的患者,护理人员应进行床头交接;如患者的患肢剧烈疼痛、肿胀、麻木,皮肤温度降低,苍白或青紫,提示肢端血液循环障碍,须立即报告医师,查明原因,对症处理。

2.患肢体位护理

股骨骨折的部位不同,要求下肢的体位亦不同。一般下段骨折,应屈膝70°～80°,屈髋30°～40°;中段骨折,应屈膝60°～70°,屈髋40°左右,并将患肢置于60°外展位;上段骨折,应屈膝、屈髋70°左右,并保持外展位65°左右。护理人员应经常巡视病房,掌握患者的病情和治疗情况,以防患肢畸形愈合。

3.疼痛护理

护理人员应加强观察,区分疼痛的不同性质及临床表现,以确定引起疼痛的不同原因,对症处理;在进行各项护理操作时动作要轻柔、准确,避免粗暴、剧烈,以防加重患者的疼痛感。护理人员要做好患者的心理护理,以提高疼痛阈值;必要时可应用止痛药物或镇痛泵。

4.伤口及引流管护理

护理人员应密切观察患肢伤口渗血及末梢感觉、运动的情况,观察伤口引流管是否通畅,引流液的量、颜色和性质。如引流量持续增多,色泽鲜红,护理人员应立即报告医师,暂时关闭引流器或取消负压,防止发生失血性休克。

5.功能锻炼

护理人员应指导患者行踝关节的跖屈和背伸锻炼,练习股四头肌收缩运动,并活动膝关节。术后第2周患者应开始练习抬臀,进行屈膝、屈髋活动。方法是以健足蹬床,两手扶床沿练习抬臀,尽量使身体抬高,离开床面,以达髋、膝活动的目的。术后第3～4周加练抬大腿。方法是患足背伸,股四头肌绷紧,臀部完全离开床面,使大腿、小腿成一条平线,以加大髋、膝的活动范围。术后第6周去除骨牵引,患者先在床上锻炼1周,然后视骨痂情况扶双拐下地,患肢不负重,练习行走。下床活动后,用外洗中药熏洗膝、踝关节,以利于舒筋、活血、消肿,在短时间内使关节恢复正常活动度。

6.健康教育

护理人员应嘱患者不可随意拆除外固定。功能锻炼用力适度,活动范围由小到大,循序渐进,不可操之过急。每次活动应以不疲劳为度,以免给骨折愈合带来不良影响。股骨中段以上骨折,下床活动时患者应注意保持患肢外展位,以免因负重和内收肌的作用而发生继发性向外成角突起畸形。患者应继续加强功能锻炼。股骨干骨折患者需较长时间扶拐锻炼,因此护理人员应指导患者正确地使用双拐,教会患者膝关节功能训练方法。2～3个月后拍片复查。若骨折已骨性愈合,可酌情使用单拐,而后弃拐行走。

二、髌骨骨折

(一)概述

髌骨是人体最大的籽骨,呈三角形且扁。后面有一纵嵴将髌骨分为内、外侧两部分,每个部分又分为上、中、下3个小关节面,在内侧3个关节面的最内侧,另有1个纵行的小关节面。在膝关节屈伸活动过程中不同关节面与股骨滑车面相接触,与股骨滑车面形成髌股关节。髌骨前方有股四头肌腱膜覆盖,并向下延伸形成髌韧带,止于胫骨结节,向上为股四头肌腱;两侧为内、外侧支持带及髌旁腱膜,内侧支持带宽大,可防止髌骨向外侧脱位;股外侧肌与髌韧带的轴线偏外侧,拉髌骨向外侧移位,形成股四头肌髌骨角(称Q角),此角正常时不超过14°。

髌骨与其周围的韧带、腱膜共同形成伸膝装置,增大股四头肌作用力矩,集中股四头肌各方向的牵引力,再通过髌韧带止于胫骨结节,有效地完成股四头肌的伸膝动作。髌骨在膝关节活动中有重要的生物力学功能,其主要作用为传导并增强股四头肌的作用,协助维持膝关节的稳定,保护膝关节,并在膝关节伸直过程中起滑车作用。若切除髌骨,髌韧带更贴近膝关节的活动中心,使伸膝的杠杆臂缩短,股四头肌需要比正常多30%的肌力才能伸膝。多数患者,尤其是老年患者不能承受这种力,因此,髌骨骨折后应尽可能恢复其完整性。如治疗不当,可引起膝关节功能障碍,如外伤性膝关节炎。

(二)临床表现

髌骨骨折属关节内骨折,骨折后膝关节腔内有大量积血,膝前方肿胀、疼痛、有瘀斑。膝部无力,不能主动伸直膝关节。检查可发现髌骨前方压痛,受伤早期可扪及骨折分离出现的凹陷。由于关节内积血,浮髌试验呈阳性。膝关节的正侧位 X 线摄片可明确骨折的部位、类型及移位程度,是选择治疗方法的重要依据。如为纵裂或边缘骨折,必须自髌骨的纵轴方向投照,方能查出。

(三)治疗原则

(1)非手术疗法:包扎 3～4 周。

(2)手术疗法:抽尽膝关节内积血,保持伸直位,加压。①切开复位内固定术(髌骨环扎术):适合于粉碎性骨折或横行骨折移位较大且后关节面平整者。②张力带钢丝固定术:适用于横断移位超过 1 cm 的横行骨折。③髌骨部分切除:对髌骨上半部分或下半部分粉碎性骨折,复位固定完整的部分大于髌骨一半者,注意缝合股四头肌扩张部筋膜。④髌骨全切术:对严重粉碎性骨折、年龄较大者,可行髌骨全切术,同时修补股四头肌扩张部分和关节囊。重叠缝合伸膝装置,防止软组织松弛。

(四)护理措施

1.病情观察

注意观察患肢膝关节肿胀、外周血液循环、感觉、运动的情况。早期可于局部进行冷敷。

(1)石膏固定术后,做好术后观察和护理。

(2)抱膝圈固定术后注意观察局部皮肤的颜色和血液循环,预防抱膝圈松动、滑脱,同时防止抱膝圈固定部位皮肤压伤。

(3)经皮固定后,注意观察针眼有无渗血、渗液及外固定是否稳妥,针眼处敷料有渗血、渗液或污染时要及时更换。注意保护外固定器具,预防碰撞、拉、挂,引起外固定器具松动、滑脱。

(4)术后注意观察伤口渗血、渗液的情况和绷带的松紧度,避免术后肢体肿胀致绷带过紧,引起腓总神经压伤。

2.体位护理

入院后根据骨折类型摆放患肢体位,将患肢平放或在膝下垫软枕,使膝关节保持屈曲 5°～15° 功能位。保持患肢中立位,严禁外旋,预防腓总神经压伤。禁止膝关节屈曲运动,忌翻身、侧卧及下床行走。

3.功能锻炼

(1)护理人员应在患者入院后鼓励患者进行患肢踝关节跖屈背伸锻炼,每天2次,每次5～10分钟,随着肿痛减轻及个人耐受逐渐增加,每2小时锻炼1次,每次10～15分钟,每个动作坚持10秒。

(2)根据治疗方法不同,在整复或术后保证复位良好、固定稳妥的前提下,患者应进行主动及被动的关节活动训练,加强足踝部屈伸活动及股四头肌的收缩,预防股四头肌萎缩和伸膝无力。①单纯石膏固定或抱膝圈固定的患者,早期暂不进行股四头肌收缩锻炼,防止骨折移位或外固定松动、滑脱;固定2周后方可进行锻炼。②经皮外固定4～6周,托板固定2～3周,应及时解除,开始膝关节伸屈活动,每天2次,每次5～10分钟。③切开复位固定术后1周,患者应练习床上直腿抬高,即踝关节用力背伸,股四头肌和腓肠肌同时收缩,形成肌夹板,将整个患肢慢慢抬起,训练股四头肌的肌力和患肢的肌肉协调能力,每天2次,每次5～10分钟,并根据个人耐受渐增,开始时需要在他人保护和协助下练习;2周伤口愈合后可进行髌骨推移训练,每天3次,每次10～15分钟;3周后即可在床上及保护下练习膝关节伸屈运动。④对于髌骨全切除的患者,手术破坏了伸膝装置,可能出现股四头肌的肌力下降和短缩、膝部疼痛、关节活动受限,应尽早进行股四头肌等长收缩锻炼,外固定解除后加强膝关节的伸屈活动和自主性运动。⑤骨折6～8周达到临床愈合后,可加大膝关节伸屈活动度训练,可以在床沿上做屈膝练习,继而下地进行保护下的蹲起运动等。

(3)在骨折固定牢靠的情况下,患者可在CPM机上进行膝关节的连续被动运动,每天2～3次,每次30～60分钟,在医嘱指导下递增膝关节活动的伸屈角度。

4.健康教育

(1)护理人员应告知患者骨折及处置后有局部肿痛,伤肢应高于心脏水平,以利于肿胀消退、减轻疼痛。

(2)骨折处置后石膏后托或术后绷带固定可能会对腓总神经造成压迫。护理人员应叮嘱患者出现踝、趾关节感觉、活动异常时,应及时告知护理人员。

(3)经皮外固定患者穿衣应宽松,预防碰撞、拉、挂。

(4)护理人员应告知患者早期功能锻炼对伤肢功能恢复的重要性,取得患者的理解和配合;每一时期的锻炼都要在护理人员的指导下进行,因为对不同类型的骨折固定方法可能不同,锻炼内容会有差异。锻炼应循序渐进。

三、胫腓骨骨折

(一)概述

胫腓骨俗称小腿骨,包括胫骨和腓骨。胫骨为小腿的负重骨,其骨折特点为骨折多发生在中下 1/3 的细弱部;骨折后易发生向后突起,成角移位。胫骨前内侧面缺乏软组织,骨折后由于肌力不平衡,易向前内侧突起,成角畸形,并易造成开放性骨折。小腿部软组织薄,缓冲余地小,骨折后易发生骨筋膜室综合征。胫骨周围缺乏肌肉包绕,骨折后血供较差,易发生骨折迟延愈合。

胫腓骨骨折是四肢常见的骨折之一,占 10%~15%。若为压砸、冲撞、打击致伤,骨折线为横行或粉碎性;胫腓骨在同一平面折断,软组织损伤常较严重,易造成开放性骨折。有时皮肤虽未破,但挫伤严重,血液循环不良而发生继发性坏死,致骨外露,感染而成骨髓炎。若骨折为从高处跌下、跑跳或滑倒所致,骨折线常为斜形或螺旋形,胫骨与腓骨多不在同一平面骨折。儿童有时可见胫腓骨的青枝骨折。

(二)临床表现

由于胫腓骨位置表浅,一般诊断都不困难,常可在疼痛、肿胀的局部扪及移位的骨断端。重要的是要及时发现骨折合并的胫前动脉、胫前静脉、胫后动脉、胫后静脉和腓总神经的损伤。检查时应将足背动脉的搏动、足部感觉、踝关节及趾能否背屈活动作为常规记录。对有严重的挤压伤、开放性骨折的患者以及曾较长时间扎止血带及包扎过紧的患者,特别要注意观察伤肢有无进行性的肿胀,如已皮肤紧张、发亮、发凉、起水疱,肌肉发硬,足背动脉扪不出,肢体颜色发绀或苍白,这是筋膜间隙综合征的表现,应及时、紧急处理。

(三)治疗原则

1.非手术治疗

对于部分无移位或整复后骨折面接触稳定、无侧向移位趋势的横行骨折及短斜行骨折,如果皮肤条件允许(无严重青紫、瘀斑)可通过手法复位或跟骨牵引复位后,用小夹板或石膏外固定。如患者就诊时患肢水肿严重,可行跟骨牵引 4~6 周,待肿胀消退,原始骨痂形成后,换夹板固定或石膏固定。在行夹板固定和石膏固定时要注意在骨突处加垫以防止皮肤受压坏死。

2.手术治疗

(1)外固定器:其适应证为伴有血管损伤的骨折;严重软组织损伤;开放性骨

折,骨髓腔内有污染;骨折处局部有感染,特别是在内固定术后出现感染。对于污染严重、有骨缺损的开放性骨折,还可以在外固定的同时,局部留置抗生素骨水泥链珠以预防骨髓炎。

(2)交锁髓内钉:交锁髓内钉有利于保护胫骨骨折处的血运以及周围软组织,但其一般仅适于膝下5 cm内和踝上5 cm内的骨折。

(3)钢板固定:其适应证为胫骨干骨折,合并移位的关节内骨折或干骺端骨折。钢板固定时应注意保护软组织,闭合切口时注意钢板上应覆盖良好的软组织。

(四)护理措施

1.病情观察

护理人员应密切观察患肢的肿胀情况,早期可进行冷敷。护理人员应观察患肢外周血液循环、感觉、运动情况以及疼痛的性质、部位等,注意有无骨筋膜室综合征及神经受压症状,发现异常,及时报告医师。护理人员应对开放性骨折患者严密观察出血情况、尿量、生命体征变化,及时判断有无创伤性休克。

2.饮食护理

整复或手术前,患者应进食高蛋白、高维生素、高纤维、易消化的饮食,每天饮鲜牛奶250~500 mL;手术当日根据麻醉方式选择进食时间;手术第2天患者可进食高维生素、清淡、可口、易消化的食物,如新鲜蔬菜、香蕉、米粥、面条,忌生冷、辛辣、油腻食物。骨折中后期患者可根据食欲、体质进行饮食调护,如肾阳虚者多食温补之品,如羊肉、猪肉、桂圆;肝肾阳虚者多食清补之品,如山药、鸭肉、牛肉、百合、枸杞;一般人可食核桃、瘦肉、骨头汤、黑芝麻等补肝肾、强筋骨的食品。

3.体位的护理

抬高患肢,保持中立位,高于心脏水平,促进肿胀消退,减轻疼痛。肿痛消退后患者可坐起。

4.外固定

护理人员应注意观察外固定器具是否稳妥,有无松动、脱落,针眼处有无渗血、渗液等情况;对经皮钳夹固定患者,特别要注意保持有效固定,每天2次沿患肢纵轴轻轻摇晃钳柄,检查钳夹有无滑脱;严防内踝、外踝及足跟压伤,发现内踝、外踝红肿和水疱破溃者及时处理。护理人员若要搬移患肢,需双手平托患肢,轻抬轻放。患肢固定后局部采取保护措施,防碰撞或拉、挂引起外固定松动、骨折移位。外固定针孔若有污染,应及时更换。患者穿衣应宽松。

5.功能锻炼

(1)患者在整复或手术后当日麻醉消失后做趾关节背伸跖屈、股四头肌的等长收缩锻炼。踝关节背屈,绷紧腿部肌肉 10 秒后放松,如此反复,每 2～3 小时锻炼 1 次,每次 10～15 分钟。

(2)护理人员应在治疗后第 1 周协助患者做主动加被动直腿抬高练习和膝关节的伸屈,用双手托住患肢,抬高 30 cm,停顿 10 秒,再进行膝关节的伸屈;踝关节主动背屈,达到极限时,护理人员一手扶住患肢足踝部,用另一手握住患足,为其助力,使踝关节被动背屈,然后跖屈,每天 2 次,每次 5～10 分钟。

(3)第 2 周患者逐渐减少被动活动,加大主动活动的力量和幅度,每天 2～3 次,每次 10～15 分钟。

(4)第 3～4 周患者加大踝、膝、趾各关节活动和小腿肌肉的收缩锻炼,每天 2～3 次,每次 10～15 分钟。

(5)第 5～6 周患者除继续锻炼患肢的各关节外,还要扶双拐下床、站立(患肢不负重),每天 2 次,每次 10～15 分钟。下床锻炼时应有人保护,防止摔倒而造成二次骨折。初下床锻炼后患肢易肿胀,休息时抬高患肢,使其高于心脏水平,即可消肿。

6.健康教育

护理人员应根据医嘱告知患者继续服用接骨续筋药物,以促进骨折早日愈合;根据患者情况,告知复查时间。经皮外固定患者一般固定 6～8 周,复查时拍片显示骨折愈合后,解除外固定。去除经皮钳夹等外固定器具后,一般用小夹板固定。患者练习扶拐不负重行走 2～4 周后,轻负重练步,适应后改为全足着地,平地负重行走。若骨折愈合牢固,患者即可以进行蹲起运动,上、下楼梯练习等,必要时配合中药熏洗、推拿、按摩、器械训练等。治疗后 2 个月内禁止做内、外旋转动作,防止骨折移位。

第五节　骨关节创伤

骨折是指骨组织的完整性或连续性发生中断。关节损伤包括关节脱位和周围韧带损伤。随着现代工业、交通高速发展,生活节奏加快,骨关节损伤的发生率也越来越高,且更严重而复杂。护理人员若不能对骨关节创伤患者进行迅速、准确、全面、有效的急救护理,轻者有功能障碍,重则危及生命。

一、病因与发病机制

(一)病因

骨折常由直接暴力、间接暴力、肌肉拉力、积累性劳损、骨骼疾病等所致。按创伤性质一般可分为闭合性骨折、开放性骨折及多发性骨折;根据X线检查可分为骨干嵌插型骨折、横形骨折、短斜形骨折和碟形骨折、长斜形骨折、螺旋骨折、粉碎骨折。

(二)发病机制

无论发生于骨、骨骺板还是关节,骨折皆是指结构连续性的中断。这包括明显的骨皮质断裂,也包括骨小梁的中断。骨折一般伴有软组织、骨周围的骨膜、韧带、肌腱、肌肉、血管、神经、关节囊等的损伤。关节骨折的特性是关节的密合性遭到破坏,同时也损伤滑膜、关节软骨、韧带、关节囊、关节周围的肌腱与肌肉。

二、护理评估

(一)询问外伤史

应详细了解患者受伤的时间、地点、受伤时的姿势,暴力运动的方式和大小,暴力是直接致伤还是间接致伤,患者当时的身体状况如何(如疾病、疲劳、饱食、饥渴、膀胱充盈状况),伤口的污染情况等。

(二)病情判断

1.全身状况

骨折可以引起全身状况的改变,如休克、呼吸窘迫综合征。

2.局部表现

(1)创伤的一般表现如下。①疼痛和压痛:骨折处有明显疼痛与压痛。触诊骨折部位常出现较剧烈的压痛。②肿胀及瘀斑:骨折发生后局部血肿形成或有创伤性炎性反应致患处肿胀明显,2～3天加剧。血肿浸润皮下,可见瘀斑。③功能障碍:骨折使肢体内骨骼的支持作用发生障碍以及出现局部疼痛等。功能障碍常引起肢体不同程度的主动或被动活动受限。

(2)骨折的特有体征如下。①畸形:骨折后,肌肉收缩,肢体重量和不同方向的外力作用导致骨折的移位,如成角、侧方、短缩、分离、旋转。②反常活动:在肢体没有关节的部位,骨折后有不正常的活动。③骨擦音:局部肌肉痉挛或肢体位置变动使骨折端碰触而发出摩擦的声音。

（3）关节损伤的症状和体征如下。①关节脱位：表现为局部疼痛、畸形、活动障碍，触诊发现正常关节部位变软或空虚，在附近可触及不正常的骨性隆起，正常关节骨性标志的关系发生改变。②韧带损伤：常与骨折或关节脱位同时发生，症状和体征不突出。单纯的韧带损伤表现为局部疼痛、肿胀和不同程度的活动障碍。

三、辅助检查

（一）常规 X 线检查

X 线检查可确定骨折的类型和移位情况。摄片包括正侧位，并需包括邻近关节，有时加摄特定位置或健侧相应部位的对比 X 线片。

（二）CT 检查

CT 检查对某些难于明确的骨关节损伤，如脊椎体或附件的纵裂骨折，旋转转移的骨折，环椎弓骨折，突入椎管内的骨片、椎间盘、血肿压迫脊髓的情况有很大价值。

四、常见并发症

（一）早期并发症

1.休克

休克多发生于严重粉碎性骨折和开放性骨折伴有血管和脏器损伤的患者，可有不同程度的生命体征改变。

2.血管损伤

邻近部位的重要动脉或静脉有损伤的可能，例如，伸直型肱骨髁上骨折可能伤及肱动脉，胫骨上骨折可能伤及胫前动脉或胫后动脉等。

3.神经损伤

神经损伤常见的有上肢骨折致桡神经损伤等。

4.内脏损伤

肋骨骨折可合并肺实质损伤或肋间血管破裂，引起气胸、血胸等。骨盆骨折可致尿道、膀胱损伤。

5.骨筋膜室综合征

骨筋膜室是由深筋膜、骨、骨间膜、肌间隙所围成的容量有限的软组织间室。骨折形成血肿和严重软组织水肿，间室内压力升高，使软组织的血液循环出现障碍,肌肉神经急性缺血而出现一系列症状,常见于前臂掌侧和小腿。主要表现为疼痛、局部肿胀、指或趾呈屈曲状、活动受限,因动脉供血障碍或静脉回流障碍,皮肤表现为苍白或发绀,远端动脉搏动减弱或消失。

6.感染

感染多见于开放性骨折,可发生一般感染,如骨髓炎,也可发生特异性感染,如破伤风。

(二)脂肪栓塞

脂肪栓塞又称脂肪栓塞综合征,常见于骨干骨折。主要临床表现有以下几点。

(1)皮下或黏膜下出现出血点,在前胸、肩部及球结膜处容易发现。

(2)呼吸急促,缺氧,发绀。

(3)脑部发生栓塞时,表现为神志障碍、昏睡、谵妄或抽搐。

(4)血氧分压<8.0 kPa(60 mmHg)。

(5)血红蛋白<10 g/L。

(6)X线胸片可见肺内有絮状阴影,严重者见"暴风雪"样改变。

(三)挤压综合征

挤压综合征是肌肉丰富的部位(如下肢或躯干)长时间受重力挤压,引起肌肉缺血、坏死,继发的一系列全身反应。最早出现的体征为肌肉和神经的功能障碍,故应仔细检查受伤处远侧的感觉和运动功能,以期发现早期征象。由于大量的肌肉坏死,释放毒性代谢产物,患者主要表现为肌红蛋白尿和高血钾,严重者可出现休克、酸中毒和急性肾衰竭。

五、护理问题

(1)疼痛与骨折伤及感觉神经末梢和交感神经纤维有关。

(2)功能障碍与骨折的类型和移动程度有关。

(3)局部肿胀及瘀斑与骨折端的出血、骨折移位程度有关。

(4)焦虑与对骨折本身恐惧以及担忧预后等有关。

(5)感染与对开放性骨折处理不及时、救治不当关系密切。

六、救治原则

(1)预防和治疗休克。

(2)妥善处理伤口,包括给伤口迅速止血及清洁。

（3）简单、有效地固定。

（4）预防和治疗感染。

七、救护措施

（一）现场急救护理

1.抢救生命

（1）心跳、呼吸停止：伤员的心跳和呼吸已停止，或濒于停止，应立即施行心脏胸外按压和人工呼吸，直至医师到达。然后协同医师采取心内药物注射、人工呼吸机给氧、静脉切开等相应措施。

（2）急性大量失血：外出血较易被发现，但有时估计不足，因为外出血处常被过厚的敷料包扎或衣物所掩盖。因此，应将伤员的衣裤和敷料全部去除，仔细观察伤口。内出血往往是导致伤员短时间内死亡的主要原因。如发现胸部损伤者有肋骨骨折及呼吸急促，应怀疑有大量血胸，应通过物理检查、X线检查或胸腔穿刺迅速确定诊断，采取有效措施。如伤员腹肌紧张，有明显腹痛、压痛及反跳痛，肠鸣音稀少，应怀疑腹腔内出血，须迅速行腹腔穿刺，如有血液渗出，立即开腹止血。发生严重的骨盆骨折合并盆腔内静脉丛破裂，伤员可因大量失血而死亡。大量失血可导致休克。接触伤员时如伤员已经发生休克，就应考虑到上述的可能性。即使伤员尚未休克，也可由于病变的进展而出现休克。对有严重多发损伤的伤员，应严密观察呼吸、脉搏、血压和血红蛋白，直到病情稳定。

（3）昏迷：昏迷多由颅脑损伤所致，对昏迷的伤员应保持其呼吸道通畅。呼吸受阻的原因常为舌根后坠、血液或呕吐物填塞气管或喉部，若处理不当，伤员可因急性缺氧而死亡。在现场和运送过程中，应清除伤员口咽部的异物，将伤员置于半卧或俯卧位，以保持呼吸道通畅。到达医院后由于诊断和治疗的需要，需要将伤员置于仰卧位，为了保持呼吸道通畅，可将其头偏向一侧，或托起下颌，或插入导气管，必要时可行气管切开、气管内插管或人工辅助呼吸。妥善处理呼吸道后，应对伤员的意识、瞳孔、呼吸、脉搏、血压等进行严密监测，以判断有无颅内进行性病变。如发现昏迷加深或昏迷—清醒—再昏迷，一侧瞳孔散大且对光反射消失，呼吸缓慢，脉搏缓而有力，血压升高等现象，说明颅内继续出血，以上为开颅探查的适应证。如不及时手术，则血肿扩大，压迫脑实质而形成脑疝。

2.妥善处理伤口

妥善处理伤口要恰当止血，防止污染。应根据不同情况选择止血方法，绝大多数的出血可用绷带、敷料，以加压包扎法止血，方法简便，且肢体远端仍有血液循环,有利于肢体的存活。必要时可在出血部位敷以止血药物,然后加压包扎。遇有活动性大出血,加压包扎不能奏效时,可用止血钳夹住破裂的血管后再结扎。只有用以上方法无效时,才使用止血带。止血带可使肢体远端血运完全断绝,需记录开始使用止血带的时间。可以取出伤口表面的异物,在伤口内不宜使用药物,只用消毒敷料或清洁布类包扎伤口。切勿把外露的骨折端纳入伤口,以免污染深层组织,应在原位固定。

3.简单而有效地固定

固定肢体的主要目的如下:①减少疼痛,防止休克或避免休克加重。②防止合并损伤,移动受伤的肢体时,骨折端可能损伤邻近的血管、神经或脏器。③便于伤员的搬运和转送。急救时的固定是暂时性的,力求简单而有效,不要求对骨折复位。如发现肢体外观畸形严重,骨折端顶压皮肤,肢体远端有血循环障碍,可缓缓用力,沿长轴牵拉肢体,解除严重畸形和对皮肤的压迫,然后再将肢体固定。对开放骨折、有骨端外露者,不宜复位,可原位固定;如发现外露骨折端嵌压创口皮肤,有坏死的可能,应将肢体远段摆在最适当的位置,以解除骨折端对皮肤的压迫。应根据情况而定固定的器材,最好备有特制的夹板或牵引架;否则可就地取材,可采用硬纸板、树枝、木板条等。如现场无适当的固定物,可将骨折的上肢固定在胸壁上,将骨折的下肢同健肢固定在一起。

(二)转送

迅速将伤员从现场转送至医院。如有多数伤员,应根据伤势轻重组织转运,首先转运危及生命者,然后转运有严重开放损伤及骨折者,最后转运轻伤员。若开放性骨折的伤员有受污染而感染的危险,尽量争取 6 小时内将其送到医院进行清创。应把断离的肢体尽早送到医院,以免离体的肢体发生坏死,无法再植。

对四肢骨折的伤员先做固定,然后再转运。但对脊柱骨折的伤员应注意搬运的方法,搬运不当可加重脊髓损伤,而且可使无脊髓损伤者发生脊髓损伤。一般需2~3人将伤员平托于木板床上或翻滚到木板上,采取仰卧或俯卧位。搬动时要保持伤员的脊柱平直。对颈椎骨折的伤员,要有一个人用两手轻托伤员的头部,保持头与躯干长轴处于同一水平线上,并随躯干相应转动,以防颈椎过伸、过屈和旋转。不必给平卧的伤员用枕,将头颈两侧用软物垫好,防止在搬运过程中发生旋转活动。在搬运脊柱骨折的伤员时,禁止一个人将伤员背起,或一个人托肩、一个人抱腿。

(三)院内救护

1.复位

把错位的骨折端恢复到原来的位置称为复位。不是所有的错位骨折均须复位,只有骨折移位影响功能恢复,妨碍骨折愈合,才是复位的适应证。复位时间原则上愈早愈好。复位法有手法复位、持续牵引复位和手术复位。

(1)手法复位:用手法使骨折复位,手法复位一般应在麻醉下进行,手法应轻柔,患肢经手法牵引和对抗牵引,从骨折的远端向骨折的近端复位。

(2)持续牵引复位:多用于手法复位有困难或夹板、石膏固定有困难者。持续牵引有皮牵引和骨牵引两种方法。

皮肤牵引:把宽胶布粘贴在患肢皮肤上或使用预制的牵引带挂上重量做牵引,多用于手法复位失败或局部有严重肿胀,不宜用手法复位者,如肱骨髁上骨折的患者。

骨牵引:通过贯穿在骨组织内的钢针做牵引,可使骨骼承受较大的牵引力。骨牵引适用于成人股骨骨折、胫腓骨不稳定性骨折。

(3)手术复位是施行手术,切开骨折部的软组织,暴露骨折段,在直视下将骨折复位。手术复位适用于以下情况:①手法不能复位,如骨折间软组织嵌入,骨折块连同肌腱断裂。②手法复位及外固定不能保持对位,如胫腓骨斜形或螺旋形骨折。③局部循环不佳,例如,对股骨颈骨折应行稳定的内固定。④患者有合并主要血管损伤的骨折。

2.固定

对复位的骨折处进行固定是骨折愈合的必要条件。固定的形式可分为内固定和外固定。

(1)外固定是指在肢体的外部将骨折处固定,常用的方法有使用石膏、夹板、外固定架和牵引。①石膏外固定:采用石膏夹板的形式做局部固定或超关节固定。②夹板外固定:一般以木制夹板、衬垫和布带作为固定器材,主要用于上肢骨折。③外固定架:常用于开放骨折,多用于胫骨骨折。

(2)内固定是用各种形式的内固定器材直接作用于骨骼本身。常用的内固定器材有内针、螺丝钉、接骨钢板。内固定适用于骨折需手术复位者,骨折虽可用手法复位,但外固定难以维持其位置者,在多发伤中的主要骨干骨折,严重的开放性骨折。

参 考 文 献

［1］肖芳,程汝梅,黄海霞,等.护理学理论与护理技能［M］.哈尔滨:黑龙江科学技术出版社,2022.

［2］王玉春,王焕云,吴江,等.临床专科护理与护理管理［M］.哈尔滨:黑龙江科学技术出版社,2022.

［3］王美芝,孙永叶,隋青梅.内科护理［M］.济南:山东人民出版社,2021.

［4］赵衍玲,梁敏,刘艳娜,等.临床护理常规与护理管理［M］.哈尔滨:黑龙江科学技术出版社,2022.

［5］吴雯婷.实用临床护理技术与护理管理［M］.北京:中国纺织出版社,2021.

［6］马英莲,荆云霞,郭蕾,等.临床基础护理与护理管理［M］.哈尔滨:黑龙江科学技术出版社,2022.

［7］刘爱杰,张芙蓉,景莉,等.实用常见疾病护理［M］.青岛:中国海洋大学出版社,2021.

［8］孙立军,孙海欧,赵平平,等.现代常见病护理实践［M］.哈尔滨:黑龙江科学技术出版社,2021.

［9］于翠翠.实用护理学基础与各科护理实践［M］.北京:中国纺织出版社,2022.

［10］张俊英.精编临床常见疾病护理［M］.青岛:中国海洋大学出版社,2021.

［11］张红芹,石礼梅,解辉,等.临床护理技能与护理研究［M］.哈尔滨:黑龙江科学技术出版社,2022.

［12］田永明,朱红,吴琳娜.临床常见管道护理指南［M］.成都:四川科学技术出版社,2021.

［13］苏文婷,赵衍玲,马爱萍,等.临床护理常规与常见病护理［M］.哈尔滨:黑龙

江科学技术出版社,2022.

[14] 高淑平.专科护理技术操作规范[M].北京:中国纺织出版社,2021.

[15] 申璇,邱颖,周丽梅,等.临床护理常规与常见病护理[M].哈尔滨:黑龙江科学技术出版社,2022.

[16] 张翠华,张婷,王静.现代常见疾病护理精要[M].青岛:中国海洋大学出版社,2021.

[17] 李红芳,王晓芳,相云,等.护理学理论基础与护理实践[M].哈尔滨:黑龙江科学技术出版社,2022.

[18] 姜鑫.现代临床常见疾病诊疗与护理[M].北京:中国纺织出版社,2021.

[19] 王霞,李莹,连伟,等.专科护理临床指引[M].哈尔滨:黑龙江科学技术出版社,2022.

[20] 李华.基础护理与疾病护理[M].哈尔滨:黑龙江科学技术出版社,2021.

[21] 杨春,李侠,吕小花,等.临床常见护理技术与护理管理[M].哈尔滨:黑龙江科学技术出版社,2022.

[22] 宁尚娟.现代护理技术与疾病护理[M].哈尔滨:黑龙江科学技术出版社,2021.

[23] 孙善碧,刘波,吴玉清.精编临床护理[M].北京/西安:世界图书出版公司,2022.

[24] 洪梅.临床护理操作与护理管理[M].哈尔滨:黑龙江科学技术出版社,2021.

[25] 纪代红,王若雨.内科临床护理问答[M].北京:科学出版社,2022.

[26] 周晓丹.现代临床护理与护理管理[M].北京:科学技术文献出版社,2021.

[27] 石晶,张佳滨,王国力.临床实用专科护理[M].北京:中国纺织出版社,2022.

[28] 孟洋.优质护理对神经内科癫痫患者治疗效果的影响[J].中国医药指南,2022,20(12):165-167.

[29] 田晶晶,董玉梅.舒适护理对痛风患者病情及复发率的影响分析[J].医学食疗与健康,2021,191(12):101-102.

[30] 王双燕.围手术期护理对食管异物患者干预效果观察[J].中外医药研究,2022,1(8):117-119.

[31] 张蕾.多元化延续护理对老年上肢创伤骨折患者术后康复的影响[J].黑龙江医药,2022,35(3):725-727.

[32] 刘畅,齐艳梅.循证护理联合临床护理路径对糖尿病患者血糖控制、住院时间的影响[J].糖尿病新世界,2021,24(16):1-49.